Gesund aus eigener Kraft

D1931375

Doris Leopold, Juni 87

Thomas M. Zottmann

Gesund aus eigener Kraft

TOMUS VERLAG MÜNCHEN

© 1976 und 1984 Tomus Verlag GmbH, Prinzenstr. 7, D-8000 München 19

Mit 5 Abbildungen: Fritz Wendler
Alle Rechte der Verbreitung, auch durch Fernsehen, Funk, Film, fotomechanische Wiedergabe, Bild- und Tonträger jeder Art, sowie Auszugsweise Nachdruck vorbehalten.

ISBN: 3-920954-55-6

Printed in Italy

Inhaltsverzeichnis

Vorwort des Herausgebers

Mit dem Entschluß, dieses Buch zu kaufen, haben Sie den ersten Schritt in die richtige Richtung getan: Sie reihen sich damit in die immer größer werdende Gruppe von Menschen ein, die ihr eigenes Wohl und Wehe nicht mehr allein der Obhut der dazu Berufenen – den Ärzten, den Heilpraktikern, den Krankenkassen – überlassen, sondern selbst an der Bewahrung ihrer Gesundheit mitwirken möchten. Denn allzulange haben sich allzuviele darauf eingestellt, daß es in der Überflußgesellschaft der westlichen Industrienationen jederzeit gegen jede Art von Krankheit probate Mittel gibt. Auf diese Weise hat zwar heute jeder moderne Haushalt eine reich assortierte Hausapotheke, angefüllt mit einer Vielzahl von Produkten, die Linderung bei allem und jedem versprechen, aber die einfachsten Kenntnisse, die früher von der Mutter an die Tochter übermittelt wurden, sind häufig weitgehend verlorengegangen. Dabei haben besonders die alten Hausmittel, auf die besorgte Mütter schworen, in vielen Fällen geradezu Wunder bewirkt.

Der Autor, Thomas Zottmann, Jahrgang 1915, einer der erfahrenen deutschen Medizinjournalisten, dessen zahlreiche Bücher in fünfzehn Sprachen übersetzt wurden, gibt hier auf die ihm immer wieder zugehenden Anfragen seiner Leser in klarer, allgemein verständlicher Sprache Antwort und beschreibt genau die Wege und Mittel, die geeignet sind, die durch viele Einflüsse gefährdete Gesundheit zu bewahren oder wiederzuerlangen. Dieses Buch wird gerade auch jungen Menschen eine Hilfe sein; denn glücklicherweise sind sich die nachwachsenden Generationen der Gefährdungen, denen ihre Gesundheit ausgesetzt ist, viel stärker bewußt als es noch ihre Eltern waren. Wer die Ratschläge beherzigt, hat die Chance, „gesund aus eigener Kraft“ zu bleiben. – Dieses Buch, dessen zweite, neu bearbeitete Auflage wir hier vorlegen, will dabei helfen.

Claus Jürgen Frank

I
Schlafstörungen

Aktivhypnose und Autogenes Training

Sind Sie unter dreißig Jahre alt, so können Sie von Glück sagen, denn in Ihren Jahrgängen leidet »nur« jeder zehnte an Schlafstörungen. Sind Sie über dreißig, so kann es schon eher sein, daß Sie zu den Schlaflosen gehören: jeder fünfte klagt über schlechten Schlaf. Und wenn Sie über sechzig sind, wird der Schlaf schon fast zu einer Rarität: jeder zweite Senior, jede zweite Seniorin liegt nächtelang wach.

Schlafen können, das bedeutet, seinen Frieden haben. Viele versuchen, diesen Frieden mit Medikamenten zu erkaufen. Wenn das möglich wäre, müßte die Welt bei dem Umfang der pharmazeutischen Industrie ein Friedensparadies sein.

Leben Sie mit Schlafmitteln? Dann sollten Sie als erstes die Quelle Ihrer Schlaflosigkeit ausgraben. Bei Frauen ist das verbreitetste Antischlafmittel Kummer in der Ehe. Männer fühlen sich dagegen mehr von den Aggressionen, denen sie im Beruf ausgesetzt sind, um den Schlaf gebracht.

Nehmen Sie bei dieser Form der Schlaflosigkeit ein Schlafmittel, so bleibt es wirkungslos. Denn Ihre Tabletten können weder Ihre Ehe kurieren, noch Ihre Stellung in Ihrem Beruf korrigieren. Sie wachen höchstens morgens mit einem Kater auf. Vermutlich werden Sie bei Dauergebrauch auch noch von Ihrem Mittel psychisch abhängig. Ihr klarer Verstand wird gelähmt. Und gerade den brauchen Sie in schlaflosen Krisenzeiten am nötigsten.

Es wird höchste Zeit, daß Sie sich wieder mehr um Ihren Schlaf kümmern. Noch nie hat die Welt so schlecht geschlafen wie in diesem Jahrhundert. Es gibt kaum noch ermüdende, schwere körperliche Arbeit. Außer bei den Fußballspielen unserer Bundesliga natürlich. Und dabei sehen die meisten Leute auch nur zu. Maschinen nehmen Ihnen immer mehr Tätigkeiten Ihrer Muskeln und auch schon einen Teil Ihrer Denkfunktionen ab. Schon Ihr Zehnjähriger erspart sich mit einem Taschenrechner die Anstrengungen des kleinen und großen Einmaleins'. Der Fernseher ersetzt vielen Zuschauern die Phantasie und die Mühen des eigenen Nachdenkens. Wie aber sollen Sie schlafen, wenn Sie immer weniger müde werden?

Sie wissen längst, daß Sie sich gesund und krank *essen* können. Doch wissen Sie auch, was jede Krankenschwester weiß: daß Sie sich auch gesund und krank *schlafen* können? Ein Mittagessen können Sie gut durch ein Nickerchen ersetzen. Doch versuchen Sie einmal, Ihren Schlaf durch ein reichhaltiges Menü zu ersetzen. Sie können eine Woche lang und länger ohne Nahrung auskommen. Doch Ihren Schlaf brauchen Sie jede Nacht. Die längste Zeit, während der ein gesunder Mensch ohne Schlaf auskam, waren die neun Tage und neun Stunden, die David Hunt auf der Funkstation in Florida freiwillig wachblieb. Die längste Zeit ohne Essen erreichte Frau Cornelia Forster, 61, in Südafrika. 102 Tage nahm sie nur Sodawasser zu sich.

»Mit der Abgewöhnung des gesunden, ausreichenden Schlafes gehen die erschreckende Fadheit der Großstädte und die Unproduktivität ihrer bürgerlichen Gesellschaftsschichten parallel«, stellt der Schlafforscher Vogler fest. Doch was ist »gesunder, ausreichender Schlaf«? Fragen wir den rheinischen Philologen und Schlafforscher Theodor Stöckmann.

Der Schlaf, so Stöckmann, ist ein bewußtseinsloser Naturvorgang. Demnach muß auch sein Verlauf von der Urnatur geregelt sein. Werfen Sie also Ihren Wecker in den Müllschlucker und schlafen Sie, wie die Natur es will.

Die Natur hat den Tag zum Wachen, die Nacht zum Schlafen bestimmt. Stöckmann lebte viele Jahre so, wie die meisten jungen Menschen und alle Großstädter leben: er mutete seinem Organismus chronischen Streß zu und – brach zusammen. Als er sich angewöhnte, frühzeitig schlafen zu gehen, bügelte sein Körper die Schäden von selbst wieder aus. Nun probte er den Frühschlaf bis zur »absolut sicheren Entscheidung durch«. Dabei entdeckte er den von ihm so genannten »Naturschlaf«.

Dieser Naturschlaf ist nach Theodor Stöckmann von der Natur als Optimalschlaf für jeden menschlichen Organismus eingerichtet. Er beginnt nach der Sonnenzeit um neunzehn Uhr. Falls Sie entschlossen sind, auf das Abendprogramm des Fernsehens zu verzichten, können Sie nachprüfen, ob Stöckann recht hat, wenn er Ihnen verspricht: »Wer den Naturschlaf einmal, wenn auch nur kurze Zeit, genossen hat, sehnt sich stets nach ihm zurück wie ein Kind nach der Mutter, der Heimatlose nach der Heimat.«

Viereinhalb Stunden sind für den Naturschlaf genug, der »zu allen Jahreszeiten die stärkendsten, belebendsten, beruhigendsten und heilendsten Wirkungen hat«, sagt Stöckmann.

Stöckmann hat wie jeder Lebens- und Schlafreformer auch seine Gegner gefunden. Professor Heinrich Nelson, der lange über die »Kunst des Schlafens« nachgedacht hat, erklärt: »Die Rhythmen im menschlichen Organismus stimmen nicht mit Stöckmanns Naturschlafzeit überein. Die Körpertemperatur zum Beispiel sinkt zwischen zwei und sechs Uhr morgens am tiefsten. Zwischen zwei und vier Uhr morgens gibt der Magen den wenigsten Magensaft, die Leber die wenigste Galle und die Nieren den wenigsten Harn ab. Ihre Nägel und Ihre Kopfhaare wachsen zwei- bis zehnmal langsamer als am Tage. Unser Vierundzwanzig-Stunden-Rhythmus erreicht zwischen zwei und vier Uhr morgens seine Talsohle.«

Vielleicht ist die Natur doch ein wenig weitherziger als Theodor Stöckmann und nimmt es Ihnen nicht übel, wenn

Sie sich nicht die Hühner zum Vorbild nehmen, die mit der Sonne schlafen gehen und mit ihr aufstehen.

Gesund durch Schlaf zu werden, ist seit Urzeiten der Wunsch aller Kranken. Vor Jahrtausenden kennen bereits Ägypter und Babylonier den heilenden Schlaf unter dem goldenen Dach ihrer Gotteshäuser. Die alten Griechen verlassen sich auf viele Gottheiten, die sie *im Schlaf* gesund machen sollen. Der berühmteste griechische Heilgott heißt Asklepios. Nach ihm nennen sich seine Priester und Ärzte Asklepiaden. Hippokrates, der Vater der abendländischen Heilkunde, auf den noch heute unsere Ärzte schwören, ist ein solcher Asklepiade.

Das Heiligtum des von allen Kranken der Antike verehrten Heilgottes Asklepios in Griechenland entwickelte sich im Laufe der Zeit zu einem heilklimatischen Weltkurort. Sein Mittelpunkt ist der Tempel, in der die Statue des Gottes aus Gold und Elfenbein stand.

Wer geht wohl in einen unserer Dome oder in eine Kirche, um sich dort gesund zu schlafen? Im alten Hellas durften Sie! Drei Tage tranken Sie nichts. Einen Tag aßen Sie nichts. Bevor Sie das Gotteshaus betraten, nahmen Sie ein reinigendes Bad. Dann kleideten Sie sich in ein lose fallendes Nachthemd. Über der Tür zum Innern des Gotteshauses lasen Sie:

»Rein sei, wer das wohlriechende
Gotteshaus betritt. Reinheit bedeutet,
nur heilige Gedanken zu denken.«

Den Priesterärzten gaben Sie das Honorar und wurden, sobald die Sonne unterging, ins Abaton, den heiligsten Raum, geführt. Hier legten Sie sich auf einem Bett zu wohltuender Ruhe nieder. Im Schlafe erschien Ihnen in der Nacht der Gott selbst. Oder, falls er verhindert war, schickte er seine Heiltiere: die Schlange oder seinen Hund. Die Tiere leckten die Körperregionen, in denen Ihr Leiden saß, der Gott berührte Sie. Am Morgen wachten Sie gesund auf. Und wenn nicht, dann wußten Sie jedoch die Diagnose Ihrer Krankheit und die allein Erfolg versprechende Therapie.

Da sich die Zeiten und die Therapieformen inzwischen geändert haben, gibt es heute andere Möglichkeiten für Sie, nicht nur zu gutem Schlaf, sondern auch zu Genesung von Krankheit und Leiden zu gelangen.

Testfragen zum Thema Schlaf:	**Ja**	**Nein**
1. Klagen Sie nicht nur über Schlafstörungen in der Nacht, sondern auch über Unausgeschlafensein am Morgen und über Abgeschlagenheit und Müdigkeit am Tage?	☐	☐
2. Sind Ihre Klagen über nächtliche Schlafstörungen neueren Datums? Haben Sie bisher nicht darunter gelitten?	☐	☐
3. Sind Sie leicht erschöpft, werden Ihre Finger leicht taub, neigen Sie zu Schwindelgefühl und klopft Ihr Herz manchmal wie rasend?	☐	☐

Ja bei 1: Es kann sich um ein Krankheitsbild mit chronisch erniedrigtem Blutdruck handeln, um hormonale Stoffwechselkrankheiten oder um Kreislaufstörungen.

Ja bei 2: Es kann sich um eine versteckte Infektion oder um eine Geschwulst handeln.

Ja bei 3: Die Eisenresorption in Ihrem Körper kann gestört sein, weil in Ihrem Magensaft Salzsäure fehlt.

Diesen Ursachen sollte Ihr Arzt nachgehen.

Die tägliche Einnahme von 1–2 Tabletten kurzwirkender Schlafmittel über einen Zeitraum von 4 Monaten erzeugt – so die Statistik – meist keine Sucht. Die doppelte Menge führt über 3 Monate eingenommen in etwa 30% der Fälle zur Sucht. Monatelanger Konsum von 10–15 Schlaf-Tabletten verursacht in ungefähr 75% aller Fälle Sucht. Die Suchtgefahr steigt also mit der Menge der eingenommenen Tabletten.

Einschlafstörungen

Sie können Sie mit bewährten Rezepten bekämpfen.

- Trinken Sie vor dem Schlafengehen ein Glas warme Milch. Wenn Sie Milch nicht mögen, kann es auch ein Beruhigungstee oder ein Glas Honigmet sein. Honig beruhigt die Nerven und ist zugleich noch ein vorzügliches Mittel gegen Arteriosklerose. Haben Sie keinen Met, so lösen Sie Honig in Wasser auf. Ein Glas Honigwasser vor dem Schlafengehen hat schon vielen geholfen.
- Gehen Sie vor der Bettruhe einmal so schnell um Ihren Häuserblock, daß Sie außer Atem kommen.
- Tauchen Sie ein Leinen-Handtuch in kühles (nicht kaltes!) Wasser, drücken Sie es aus und reiben Sie mit dem feuchten Tuch den ganzen Körper ab. Nun trocknen Sie sich nicht ab, sondern steigen Sie feucht in den Schlafanzug und ins Bett.
- Haben Sie kalte Füße, so nehmen Sie ein ansteigendes Fußbad. (S. S. 147).
- Vielleicht sind kalte Wadenwickel besser für Sie, wenn ansteigende Fußbäder am Abend zu erregend auf Ihren Organismus wirken. Der Sinn der kalten Wadenwickel ist, den überhöhten Blutzustrom zu Ihrem Gehirn zu stoppen und das Blut in die Extremitäten abzuleiten. Bremsen Sie den Blutzustrom zum Gehirn, so verringern Sie auch die Energiezuleitung und dämpfen den Arbeitsübereifer Ihrer Nervenzellen. Damit wird die übersprudelnde Gedankenflut verebben, und Sie werden zur ersehnten Ruhe kommen. Die einfachste Form der schlaffördernden Fußwickel sind nasse, schwach ausgedrückte

Baumwollstrümpfe, über die Sie ein Paar trockene Schisocken ziehen.

- Auch ein kaltes Armbad senkt das Überangebot an energiereichem Blut an Ihr Gehirn.
- Ein Vollbad vor dem Schlafengehen von 36 Grad beruhigt. Benutzen Sie Brom-Baldrian-Zusätze.
- Auch ein Lendenwickel vom unteren Rippenbogen bis zur Mitte der Oberschenkel beruhigt ungemein und fördert das Einschlafen.
- Entspannen Sie sich, wenn Sie im Bett liegen. Atmen Sie tief aus dem Bauch heraus! Atmen Sie tief ein, wobei sich Ihr Bauch wie ein Globus vorwölbt. Liegen Sie nicht zusammengekrümmt mit rundem Rücken und angezogenen Beinen, als wollten Sie in der nächsten Sekunde aufspringen und fliehen. Viele Einschlafstörungen gehen auf die Gewohnheit Ihrer Vorzeiteltern zurück, jederzeit zur Flucht bereit zu sein. Solange Sie noch mit Ihren Tagesthemen, den Aufregungen der Politik, des Berufes und des Verkehrs beschäftigt sind, haben Sie Verspannungen in Ihren Muskelkomplexen und in den inneren Organsystemen. Verspannungen halten Sie wach!
- Gähnen Sie sich mit dem »großen Gähn« der Atemlehrerin Alice Schaarschuch frei, »als ob eine Riesenpampelmuse durch Ihren Hals rutschen wollte«. Löwen gähnen so, denn Löwen können noch tiefatmen. Seien Sie ein Löwe, wenn es ans Schlafen geht.

Durchschlafstörungen

Sie sind ein Zeichen dafür, daß Ihre seelischen Spannungen schon seit längerer Zeit andauern. Sie sind sehr leicht aus dem Gleichgewicht zu bringen. Ihre innere Freiheit ist weitgehend eingeschränkt, weil Sie ständig auf das hören, was Ihre Umgebung sagt.

Sie schlafen zwar mühelos ein, doch gegen zwei oder drei Uhr wachen Sie auf. Dann liegen Sie stundenlang mit offenen Augen, während ein Mühlrad in Ihrem Kopf all die Meinungen, die Zurücksetzungen und die Niedertracht vom Vortage zermahlt. Jedem Wort, jeder Geste versuchen Sie einen Sinn unterzuschieben.

Ihr Doktor verordnet Ihnen als Durchschlafmittel Barbiturate mit längerer Wirkungsdauer. Nehmen Sie Barbiturate längere Zeit, so können Sie sich daran gewöhnen. Ihr Nervensystem wird unempfindlicher. Ihre Leber baut diese Medikamente ab. Es kann Nebenwirkungen geben. Sprechen Sie mit Ihrem Doktor darüber.

Falls Sie etwas gegen Tabletten haben, können Sie es auch mit Dr. Bruker-Kost versuchen, zu einem ausgeglicheneren Leben zu kommen.

Dr. M.O. Bruker ist Facharzt für innere Krankheiten, Leitender Arzt der Psychosomatischen Klinik in den Kliniken am Burggraben in Bad Salzuflen. Er ist überzeugt davon, daß viele Krankheiten, denen die Schulmedizin und die Gesundheitsbehörden hilflos gegenüberstehen, gestoppt, gebessert und geheilt werden können. Auch die Schlafstörungen, wie Patientenberichte beweisen.

Wollen Sie versuchen, Ihre Durchschlafstörungen mit Dr. Bruker-Kost ein für allemal zu stoppen, so brauchen Sie nur täglich Frischkornbrei, Vollkornbrot und Vollkorngerichte aus frischgemahlenem Vollkornmehl, nur lebendige Nahrung wie rohe Salate und rohes Obst zu essen.

Als Hauptstörenfriede Ihrer Gesundheit und Ihres Schlafes bezeichnet Dr. Bruker Industriezucker und alle damit hergestellten Produkte sowie Auszugsmehle und alles, was damit hergestellt wird, ferner gekochtes Obst in Form von Konserven, Kompotten oder Säften. Darauf müßten Sie in Zukunft also verzichten. Vielleicht ist Ihnen Ihr Schlaf soviel wert?

Sollten Ihre Durchschlafstörungen davon herrühren, daß

Sie an vorübergehendem Atemstillstand leiden, so werden Ihnen allerdings weder Barbiturate noch ausgebackenes Vollkornbrot helfen. Gehören Sie zu den Unglücklichen, die an Schlaf-Apnoe = Atemstillstand im Schlaf leiden, so hören Sie nach einem halbstündigen Schlummer plötzlich zu atmen auf. Darüber erwachen Sie und sind fünf bis fünfzehn Minuten bei vollem Bewußtsein. Bei dieser Erkrankung handelt es sich um eine zentrale Fehlsteuerung des Atemmechanismus. Die Behandlung sollte ein Arzt durchführen, denn sie ist schwierig und langwierig.

Ihre Schlafdauer ist ein biologisches Datum und gehört zu Ihrer Person wie Ihr Charakter und Ihr Lebensrhythmus, von dem der Schlaf ein Teil ist. Lassen Sie sich nicht von Napoleon einschüchtern, der Ihnen weismachen möchte, daß acht Stunden lang nur Dummköpfe schlafen können. Napoleon hielt sich für den Maßstab der Welt. Dies erwies sich als ein Irrtum. Er mißachtete die Eigengesetzlichkeit anderer Menschen. Darüber ist er gestolpert und gescheitert.

Aufwachstörungen

Die Endphase Ihres Schlafes ist das Erwachen. Für unglaublich viele Menschen eine täglich wiederkehrende Qual. Vielleicht wachen auch Sie zu früh auf und liegen vor dem Aufstehen noch stundenlang wach, was Sie zornig und ungnädig stimmt. Vielleicht aber auch sinken Sie erst in den Morgenstunden in bleischweren Schlummer und finden ebenso mühsam aus Ihrem Schlaf heraus, wie Sie am Abend hineinkamen.

Gehören Sie zu der Schlafgruppe, die morgens zu früh erwacht, sollten Sie sich prüfen, ob Sie nicht womöglich eine »Lerche« sind. »Lerchen« werden abends früh müde und wundern sich, was die Leute davon haben, die bis in die tiefe Nacht sitzen können, bei Dunkelheit ihre lichtesten Einfälle haben und nicht ins Bett finden. Der Gegenvogel zur »Lerche« ist die »Eule«. »Eulen« sind Nachtarbeiter, die am liebsten morgens lange schlafen würden und erst am Abend richtig munter werden.

Sind Sie eine »Lerche«, dann ist Ihre Aufwachstörung lediglich das Klingelzeichen Ihres biologischen Weckers, der Sie daran erinnert, daß Sie morgens besonders fit und einfallsreich sind. Dann sind Sie ein Geistesverwandter von Alexander von Humboldt, der am liebsten vor Tau und Tag zu arbeiten begann – und weltberühmt mit seinem Frühaufstehen wurde. Tun Sie es ihm nach: korrigieren Sie Ihre Lebensweise und Ihre Tageseinteilung. Sie werden aus einer vermeintlichen »Störung« für sich selbst den größten Gewinn ziehen.

Wenn Sie jedoch zu den »Eulen« gehören, so nehmen weder die Schulen noch die Behörden, weder Ihr Arbeitgeber noch Ihr Fernsehprogrammdirektor auf Ihren Daseinsrhythmus Rücksicht. Vielen Geistesschaffenden ist die Schule allein deshalb ein Greuel gewesen, weil sie als »Eulen« im Unterricht ihrer Natur gemäß abschalteten und daher nur mäßige Noten erhielten.

Hinter Ihrer Morgenmüdigkeit kann sich jedoch auch eine Erkrankung verbergen. Nach dem Frühstück werden Sie müde, wenn Sie zuckerkrank sind (und es vielleicht noch gar nicht wissen!), wenn Sie an Blutarmut leiden, wenn Ihnen ein Vitamin fehlt, wenn Ihre vereiterten Mandeln als Störherde Gift in Ihren Körper träufeln oder wenn Ihre Schilddrüse nicht korrekt arbeitet. In diesen Fällen läßt sich Ihre Aufwachstörung nur beseitigen, wenn Sie den organischen Fehler korrigieren.

Liegt bei Ihnen jedoch kein anderes Symptom vor, so versuchen Sie es einmal mit diesem Grundrezept:

Stehen Sie sofort mit dem Wecker auf. Duschen Sie kühl, jedoch nicht kalt. Sind Sie kälteempfindlich, so benutzen Sie eine weiche Bürste zum Trockenbürsten. Bürsten Sie von den Füßen und von den Händen zum Herzen. Auch eine heiße Oberkörperwaschung ist ein guter Fitmacher. Schränken Sie das Rauchen ein. Wenn Sie mögen, können Sie, über den Vormittag verteilt, einen Viertelliter Vorzugsmilch kauend schlucken, nicht hinunterspülen, sondern jeden Schluck gut einspeicheln. Mittags sollten Sie sich an eine strenge Pause von dreißig bis sechzig Minuten gewöhnen. Wenn Sie können, legen Sie sich dazu hin. Nehmen Sie eine Wärmflasche auf die Leber.

Hypnose

Verhelfen Ihnen die natürlichen Mittel nicht zu besserem Schlaf, können Sie es mit der Aktivhypnose versuchen. Sie hat sich besonders bei Schlafstörungen bewährt. Die Aktivhypnose – bekannter unter den Bezeichnungen Autogenes Training und Selbsthypnose – verhindert oder heilt zudem eine ganze Reihe weitverbreiteter Krankheiten. Sie verbessert den Gesundheitszustand allgemein.

Bei Ihren elektrischen Geräten können Sie verschiedene Kanäle, verschiedene Temperaturen und verschiedene Arbeitsgänge wählen. Das tun Sie jeden Tag bei Ihrem Fernsehgerät und Ihrer Waschmaschine. Professor Schultz, der Erfinder des Autogenen Trainings, stellte in den zwanziger Jahren fest, daß Sie bei Ihrem Organismus die Möglichkeit haben, nicht nur alle Farben Ihrer Gefühlspalette, sondern darüber hinaus viele Denkvorstellungen, die Sie in Ihrem Gehirn bilden, auf das vegetative Nervensystem überzuschalten.

Professor Schultz, kurz I.H. Schultz genannt, wird schon in seinen Kindertagen mit dem dringenden Anliegen einer Seelen-Heilkunde bekannt. Täglich wird in seinem Elternhaus darüber gesprochen. Sein Vater ist Professor der Theologie. Der Umgang mit der Seele, ihren Schwächen und ihren Krankheiten, gehört zu seinem Beruf. Von ihm erfährt I.H. Schultz, daß die größte Gefahr, die der Menschheit droht, aus der Erkrankung der Seele entsteht.

I.H. Schultz macht die Untersuchung und Methodik der seelischen Gesunderhaltung zu seiner Lebensaufgabe.

Er wird Schüler bei dem in Husum geborenen Hirnforscher Oskar Vogt. Bei Vogt, der auch das Gehirn Lenins seziert, widmet sich I.H. Schultz gezielt dem Studium und der Technik der Hypnose.

In der Hypnose besitzt der Mensch merkwürdigerweise Kräfte, über die er im Wachbewußtsein nicht verfügt. Als junger Arzt hypnotisiert I.H. Schultz in Breslau jeden Abend vierzig bis fünfzig Menschen, um ihr Verhalten unter der Hypnose wissenschaftlich zu beobachten.

Schon sein Lehrer Professor Vogt bemerkt, daß es manchen Menschen möglich ist, sich in tiefer Konzentration selbst umzuschalten und in den Ausnahmezustand der Hypnose zu versetzen. In diesem Zustand kann sich der Mensch zunächst unter notwendiger ärztlicher Kontrolle bestimmte Ordnungsbefehle selbst erteilen. Er wird erleben, wie der Organismus diese nur in seinem Gehirn gedachten Befehle gehorsam befolgt.

In tiefer Selbstversenkung ihr Denken zu ordnen und daraus eine größere Freiheit für sich zu gewinnen, haben in China, in Indien und Japan schon seit Jahrtausenden weise Männer unternommen. Die einen versprachen sich mit der Verlängerung ihrer Lebenszeit Unsterblichkeit. Die anderen begnügten sich damit, ihren Körper bis ins höchste Alter gesund und kräftig zu erhalten und das Auf und Ab des Schicksals gleichmütig und gelassen hinzunehmen. Ihre Methoden fußen auf den Lehren vom Tao, Yoga und Zen; und alle haben Tausende von Anhängern gefunden.

Autogenes Training

I.H. Schultz entwickelte aus seinen Erkenntnissen bei den Hypnosesitzungen sein autogenes Training. Im Sanatorium »Weißer Hirsch« von Dr. Lahmann in Dresden unternahm er die ersten umfassenden klinischen Versuche. Sie erbrachten überaus günstige therapeutische Ergebnisse. Nach zwölf Jahren systematischer Forschung erschien dann das grundlegende Werk »Das autogene Training« von I.H. Schultz, zu dessen dreizehnter Auflage der fünfundachtzigjährige Begründer der Methode ein Jahr vor seinem Ableben noch selbst das Vorwort schrieb

Ihre Voreltern schalteten negative Gefühlserlebnisse: Angst, Schreck, Wut, Haß. Sie taten es, um einer tödlichen Gefahr zu entrinnen. Viele Leute des 20. Jahrhunderts schalten wie ihre Voreltern noch immer das steinzeitliche Schockprogramm. Versuchen Sie einmal positiv zu schalten! Mit einem Programm der Ruhe, der Wärme, der Entspannung und Zuversicht.

Aus Ihrer frühesten Kindheit nehmen Sie die Überangst, das Entsetzen und die ausweglose Verzweiflung mit in Ihr Leben. Zuerst ist alles für Sie überdimensioniert: die Größe, die Kraft und die Macht der anderen Menschen. Je mehr Sie wachsen, um so mehr schrumpfen die Dimensionen. Nur nicht in den Bezirken, in denen Sie nervös sind. Hier setzt das Übungsprogramm der Aktivhypnose ein.

Vergessen Sie Ihren Willen. Bei den meisten ist der Wille überstrapaziert und funktioniert nicht, weil er verkrampft ist.

Legen oder setzen Sie sich ganz bequem. Lösen Sie sich innerlich. Versuchen Sie, ganz still, ganz friedlich zu sein.

Atmen Sie langsam ein und aus. Zehn, zwölfmal, zwanzigmal. Denken Sie an nichts. Alle Probleme und Sorgen fallen von Ihnen ab. Nur eine einzige Vorstellung lassen Sie zu: Nicht ich atme. Es atmet mich.

Der Raum, in dem Sie üben, ist etwas abgedunkelt, ruhig und nicht überwärmt. Sie denken: Ich bin ganz ruhig! Bildhaft und plastisch stellen Sie sich diese Ruhe vor. Das gelingt nicht so schnell. Sie brauchen mehrere Anläufe. Verzagen Sie nicht und beginnen Sie mit der ersten Übung. Die Formel für die erste Übung lautet: *»Der rechte Arm ist ganz schwer«*.

Es existiert nichts mehr auf der Welt als dieser Arm, der immer schwerer wird. Nach einer Minute nehmen Sie den Auftrag zurück: Sie beugen den Arm stark und kräftig. Sie atmen tief aus und ein. Sie öffnen die Augen.

Die Technik der Übung und der jedesmaligen Zurücknahme müssen Sie genau beherrschen. Während die erste Grundübung Ihre Muskeln entspannt, soll die zweite Übung die Gefäße entspannen. Sie erleben in der Entspannung, wie Ihr Arm ganz warm wird. Sie üben dieses Wärmeerlebnis, bis Sie es in beiden Armen und Beinen deutlich fühlen und es mit jedem Mal schneller erreichen. Damit verfügen Sie bereits über die Grundlage der Selbstumschaltung.

Andere Übungen

Weitere Übungen entspannen das Herz und den Atmungstrakt, regulieren die Bauchorgane und die Kopfregion. Bei täglich zwei- bis dreimaligem Training haben Sie in zwei bis drei Monaten das Programm geschafft. Ihr Bewußtsein erteilt den täglich trainierten Auftrag: »Arme und Beine sind ganz schwer, der Körper ist ganz warm. Das Herz schlägt ruhig und regelmäßig. Die Atmung ist ganz ruhig. Das Sonnengeflecht ist ruhig strömend warm. Die Stirn ist angenehm kühl.« Später genügt nur der Gedanke, der die Vorstellung auf das vegetative Nervensystem umschaltet, das blitzartig die gedachten Reaktionen in Ihrem Organismus auslöst. Auf die Beruhigung folgt die Zurücknahme: »Arme fest! Atem! Augen auf!«

Haben Sie erst einmal angefangen, die paar Minuten täglich zu trainieren, werden Sie bemerken, wie Sie nicht nur ruhiger werden und klarer denken, sondern wie Ihr Organismus auf weitere Befehle wartet.

Ihre Schlafstörungen verschwinden, Ihr jagendes Herz gewöhnt sich daran, langsam und kräftig zu schlagen. Durchblutungsstörungen normalisieren sich, der Magen rebelliert nicht mehr, selbst hartnäckige Hautkrankheiten verschwinden. Der Asthmatiker kann durchatmen, Sprachhemmungen und Stottern vergehen. Über wieviel Belanglosigkeiten hat man sich aufgeregt. Das ist nach der Aktivhypnose für immer vorbei.

Merkwürdig, daß in Schulen und Betrieben noch so wenig Gebrauch von dieser Methode der Selbstentspannung gemacht wird, um die Bedingungen für die geistige Arbeit zu verbessern und die Konzentration zu erhöhen. Prüfungsangst wird abgebaut, Hektik beruhigt sich und die Leistungen werden gesteigert.

Im Alltag verlieren zahllose Probleme ihre Bedeutung. Sie ermüden bei Ihrer Arbeit so schnell? Versenken Sie sich fünf Minuten in Tiefentspannung und Sie werden wie nach einer durchgeschlafenen Nacht erfrischt sein. Sie verlieren allzu leicht die Fassung? Mit Aktivhypnose werden Sie ein Mensch, den der Alltagstrubel nicht erschüttert. Sie leiden an Lampenfieber und Sprechangst? Über diese Schwächen werden Sie in ein paar Monaten nur noch lächeln.

Sie werden einer Pechsträhne gelassen gegenüberstehen. Sie werden sich nicht nur im Jahresurlaub erholen, sondern bereits in einer täglichen Viertelstunden-Entspannung.

Ihre Ängste werden sich einebnen und Sie nicht mehr zu einem Leben pausenlosen Verzichtes zwingen.

Ihre Leistungen werden sich steigern. Sie werden weniger vergeßlich und weniger apathisch sein.

Schmerzen, unter denen Sie jetzt leiden, verschwinden, Ihre Schlafstörungen können Sie vergessen!

»Durch geistige Schulung jeder Art«, sagt I.H. Schultz, »ist das gesamte Verhalten des Organismus zu beeinflussen. Ein Mensch mit einer verkrümmten Wirbelsäule kann durch ausdauerndes Üben gerade werden. Ein Mensch, der es durch Üben lernt, seine Stimmorgane entspannt und geordnet arbeiten zu lassen, bekommt eine ›Singstimme‹. Ein Mensch, dessen innere Unruhe ›Leibes und der Seele‹ sich als Herzklopfen äußert, kann durch hypnotische und andere ›seelische‹ Bewirkung gesunden. Ein Kranker mit Bronchialasthma, das heißt einer krampfhaften Verspannung der Atemorgane, kann durch dieselben Mittel sein Leiden verlieren.«

Nach der Aktivhypnose ist es heute besonders die Lehre und Übung des Yoga, die dem modernen Menschen helfen soll, aus dem ständigen Tief seines Lebens herauszukommen und eine höhere Stufe des Daseins zu erreichen, in der er nicht mehr für jedes Leiden anfällig ist und hilflos zwischen halber Krankheit und halber Gesundheit hin- und herpendelt wie gegenwärtig so viele Menschen.

Der oder das Yoga, auch Joga, ist die fünftausend Jahre alte philosophische Lehre der Inder, die den aufgeschlossenen Menschen über acht Stufen mittels Meditation, Askese und körperlichen Übungen zur Herrschaft über sich selbst führt.

Der Arzt und Hirnspezialist Dr. W. Lindenberg bekennt: »Ich bin überzeugt, daß keine menschenbildende Lehre einen so hohen Wert hat und so bis ins Letzte durchdacht ist wie die vielschichtige Yogalehre. Yoga führt den Schüler konsequent Tag für Tag auf den Weg der Selbstreinigung zur Harmonisierung der Persönlichkeit und damit zur Heilung, zum Ganzsein.«

Unsere Kinder werden im Zeitalter der Massenkommunikationsapparaturen heillos überfordert. Pausenlose Unruhe, ständiger Lärm und eine Überflutung mit optischen Reizen machen sie unsicher und ratlos und liefern die Hilflosen einer unkontrollierten Außensteuerung aus. Daraus resultieren die zunehmenden Gefahren der Rauschgiftsuchten, des Alkoholismus, der Flucht vor jeder Verantwortung, der Depressionen und Aggressionen und der immer schneller um sich greifenden Epidemie der psychosomatischen Erkrankungen, der die Medizin schon heute nicht mehr Herr wird.

In voller Erkenntnis der bedrohlichen Situation stellt Dr. Lindenberg fest: »Nichts kann Kinder mehr zu sich selbst und zu den geistigen menschlichen Quellen so sicher zurückführen, wie konsequente und klug dosierte Yogaübungen. Aus der Beruhigung, Vitalisierung, Konzentrierung der kindlichen Person erwächst ein größeres Gefühl der eigenen Sicherheit; das Kind wird weniger empfindlich, verwundbar, unsicher und es bewältigt besser und spielender die Anforderungen, die an es gestellt werden. Doch dazu ist nötig, daß die Erwachsenen, die Eltern und die Lehrer selbst reife Menschen werden.«

Kleiner Schlafkatechismus

Junge Leute verabscheuen Nachtwäsche. Sie gehen »ohne« in die Federn. Da der Körper in der Nacht wenigstens ein Viertelliter Flüssigkeit »verdampft« und Giftstoffe über die Haut abstößt, ist »ohne« schlafen ungesund. Die körperlichen Absonderungen, die nicht von der Nachtwäsche aufgenommen werden, gehen direkt in die Bettwäsche. Bettwäsche wird jedoch seltener gewechselt als ein Nachthemd oder ein Schlafanzug. Die Folge: die langzeitig aufgesaugten Giftstoffe belästigen den Körper, der sich ihnen vergeblich zu entziehen versucht. Dadurch wird der Schlaf nervös und unruhig.

Wenn Sie nachts wachliegen, rät Ihnen der Psychoanalytiker Bruce Ruddick, sollten Sie aufstehen. Sortieren Sie Ihre Briefmarken. Bringen Sie Ihre Bibliothek auf Vordermann.

Schreiben Sie auf, was Sie für Ihr Hobby unbedingt noch anschaffen müssen. Vielleicht malen Sie auch, dann nehmen Sie sich ein Bild vor. Vielleicht aber haben Sie noch gar kein Hobby. Dann überlegen Sie, welches Hobby Sie sich zulegen könnten. Viele Leute haben sich für diesen Ratschlag besonders herzlich bedankt.

Baldriansaft ist das älteste natürliche Schlafmittel.

35 Millionen Europäer, darunter sieben Millionen Deutsche, schnarchen im Schlaf und treiben ihre Mitschläfer zur Verzweiflung. Die meisten von ihnen atmen durch den Mund. Ihr Gaumensegel flattert, vom Atemwind umspielt, hin und her. Sie sollten Ihre Nasenatmung unter Kontrolle bringen, wenn Sie dazu gehören. Schlafen Sie auf der Seite. Schnarcher richten ihre Nasenspitze gegen die Zimmerdekke.

Liebe und Zärtlichkeit sind nicht nur die süßesten Betthupferl, sondern auch die wirksamsten Schlafmittel.

Schlaf ist ein Schönheitsmittel, das von keinem Kosmetikum übertroffen werden kann.

Ausgeschlafene Menschen sind ausgeglichene Naturen.

Bei der Ausstattung des Bettes sollte Wolle oder Seide bevorzugt werden, stellt Werner Christian Simonis in »Wolle und Seide« fest. »Die naturbelassene Wolle bietet dem müden Menschen nicht nur volle Entspannung und einen ruhigen, tiefen Schlaf, sie gewährleistet auch eine gute Hautatmung und Schutz gegen manche Umwelteinwirkungen während des Schlafes.« Er empfiehlt Matratzen, gefüllt mit Roßhaaren, Schaf- oder Kamelwolle, Woll- oder Kamelhaardekken, Auflagekissen und Kopfkissen mit Wolle oder Seidenwatte gefüllt und für die Bettwäsche feines Wollgewebe, Wollflanell. Bouretteseide ist für Bettuch und Überschlaglaken besonders geeignet.

Nach Werner Ch. Simonis sollten »nervöse«, unruhige und zu Krämpfen neigende Kinder tags und nachts Wolle oder

Seide in Trikotform, evtl. mit Wolle durchwebt, tragen, da diese Kleidung einen ausgleichenden, harmonisierenden Einfluß ausübt. »Zur Nacht eine kleine rohseidene Nachtmütze veschafft notwendige Entspannung, Ruhe und Schlaf«.

II
Heilerde

Lehm und Moor

Unsere Mutter sagte: »Hilf dir selbst, dann hilft dir Gott.« Vielleicht haben Sie dieses alte Wort auch schon gehört. Doch heute, im Zeichen unentwegten Wachstums und pausenloser Leistungs- und Produktionssteigerung, wollen die meisten so alte Sprüche nicht mehr hören. Heute soll die Krankenkasse helfen. Wozu zahlt man schließlich seine Beiträge? Und die Versicherung soll helfen. Und der Betrieb soll helfen. Und die Bank soll einen persönlichen Kredit lokkermachen. Und der Staat soll einspringen.

Wenn es ums Helfen geht, verlassen sich viele auf die Institutionen, die in prächtigen Mammutbauten mit unerhörten Glasfronten thronen. Je größer der Bau, um so erdrükkender seine Anonymität. Und die Hilfe ist immer weniger Sache der Menschen, sondern immer mehr Sache der Computer. Eine Rechenmaschine bestimmt, ob einer Arzt werden darf. Eine Rechenmaschine bestimmt, ob Ihnen geholfen werden soll.

Vielleicht sind Sie in dieser Stunde noch nicht so krank, daß Sie das Bett hüten müssen. Vielleicht hat der Infarkt noch nicht bei Ihnen vorgesprochen. Doch Ihr Herz tuckert manchmal schon wie der scheppernde Motor eines Oldtimers, der mal gründlich überholt gehörte.

Am Tage sind Sie oft müde, am Abend ausgepumpt und erschöpft. In der Nacht liegen Sie wach und machen Bilanz. Organbilanz. Was haben Ihre Kopfschmerzen zu bedeuten? Ist es nicht merkwürdig, daß Ihre Füße immer so eiskalt sind? Und daß Sie mit Ihren Plänen so gar nicht vorwärtskommen? Und daß Sie keine Luft kriegen, wenn es mal querfeldein gehen muß? Und daß Sie immer so schnell verkühlt sind, jeden ersten Virus aufschnappen, von jedem Schwarm Bakterien eine Filiale abbekommen? Und vergeßlich und mißmutig und überkritisch sich selbst gegenüber sind?

Wer hilft Ihnen, Ihre Sorgen um Ihre Gesundheit, um Ihre weitere gesunde Entwicklung in Ehe, Familie und Beruf loszuwerden? Etwa das kleine Fräulein am Schalter Ihrer Krankenkasse? Oder irgend jemand anderes an den immer neuen Schaltern in den immer größer werdenden, neuen Schalterhallen? Oder Ihr Chef? Ihre Lehrerin? Ihre Bekanntschaften?

Wenn Sie ein Zimmer oder eine Wohnung haben, in denen es so gemütlich und behaglich sein soll, daß Sie darin ein Optimum an Wohlgefühl empfinden, müssen Sie selbst für Wohlgefühl sorgen. Weder Ihr Hauswirt noch der Programmdirektor vom Fernsehen können Ihnen das abnehmen. Wenn Ihnen die Decke auf den Kopf fällt, ist das ein schlimmes Zeichen: Sie fühlen sich in Ihren vier Wänden nicht wohl! Sie sollten das ändern!

Zimmer sind Wände, sind Lichtleitungen und Stromanschlüsse, sind Heizkörper und Fenster. Leben kommt erst mit Ihnen in die Bude. Dieses Leben kann ein Feuerwerk an Freude sein, oder dumpfes Vegetieren. Kann eine Sommerwiese voll Blumen sein, oder mieses Dahindämmern. Sie sind das Leben! Mit Ihnen kommen Blumen, Bücher, der Atem der Welt, kommen Wärme und Lieder in eine Behausung. Nicht anders als in die Billionen Zimmer in dem Gebäude, das Ihr Körper ist.

Verlassen Sie sich auf die Hilfe von Warnungen, Botschaften, Paragraphen von Behörden, Ämtern und Institutionen, so können Sie lange warten, bis Ihr Herz warm wird, ihre Bauchspeicheldrüse richtig mitarbeitet und Ihre Leber mit der lachenden Emsigkeit eines Barmixers die Jungbrunnenessenzen für Ihren Körper mixt. Helfen Sie sich selbst!

Für andere sind Sie ein Fall. Etwas, das fällt. Oder gefallen ist. Sich selbst sollten Sie mehr bedeuten.

Sie finden, daß zuviel Technik um Sie herum ist? Daß Maschinen Ihr Lebenstempo dirigieren? Daß Computer Ihnen immer mehr Leistung, mehr Fleiß, mehr Sitzfleisch befehlen? Daß es der Streß ist, der von den heulenden, rauschenden, hetzenden Motoren auf Sie überspringt, der Sie krank macht?

Dann sollten Sie einen Augenblick innehalten und sich erinnern, daß das Konstruktionsbüro der Schöpfung Sie aus dem Staub der Erde gemacht hat. Nicht aus dem Material, aus dem die Konstruktionsbüros der Menschen die Maschinen machen. Wollen Sie Maschinen reparieren, so nehmen Sie Stahl und Kunststoff. Wollen Sie sich selbst reparieren, sollten Sie – Erde nehmen.

Das jedenfalls schlägt Ihnen Pastor Erdmann L. E. Felke vor. Felke ist Altmärker. Als Sohn eines Rektors, der ein Freund der Homöopathie war, wurde er bei Stendal geboren. In Berlin studiert er Medizin, Naturkunde und Theologie. Als Pastor geht er in das Rheinland. Hier bemerkt er wie sein großer geistlicher Kollege Pfarrer Kneipp, daß bei vielen Menschen, die den Wunsch haben, gesund zu werden, die Kunst der Ärzte vergebens ist. Das beunruhigt ihn.

Liegt es an den Krankheiten? Oder liegt es an den Ärzten? Pastor Felke geht der Sache wissenschaftlich nach. Aufmerksam folgt er der Aufforderung des Doktor Paracelsus, des großen Reformators der Heilkunde: »Ihr Ärzte, hört auf, in euren verstaubten Büchern Bücherweisheit zu studieren. Beobachtet die Natur! Sucht draußen die natürlichen Arzneien! Sammelt eure Erfahrungen am natürlichen Geschehen. Aus der Natur kommt die Krankheit, aus der Natur kommt die Heilung!«

Als Pastor Felke die Augen nach draußen wendet, sieht er, daß bereits viele Männer und Frauen auf natürlichem Wege zu heilen versuchen. Ihre Erfolge führen ihnen immer neue Patienten zu. Der geniale Bauer Vinzenz Prießnitz wendet Bewegungstherapie, Wasser-, Licht- und Luftbehandlung an und verordnet natürliche, frische Ernährung. Dr. Schreber, der die Schrebergärten als Paradiese der Kinder gründet, ist ein Prießnitzschüler. Pfarrer Kneipp erweitert in Wörishofen die Anwendungen von Prießnitz. Er lehrt die Heilkräuter kennen und richtig anwenden.

Als Pastor Felke die Heilmethoden studiert hat – die Schulmedizin hat er ja bereits in Berlin kennengelernt –, erklärt er: »Mein Standpunkt bezüglich der Auffassung der Krankheit ist grundverschieden von dem Standpunkt, den die Wissenschaft vertritt. Die Wissenschaft sagt: das Ding, was uns wehtut, ist krank. Ich sage: dem ist nicht so. Die entzündete oder schmerzhafte Stelle gibt uns nur an, wo die Krankheit heraus will. Das, was Krankheit heißt, ist nichts anderes als ein Versuch der Natur, die schlechten Stoffe hinauszuwerfen.«

Lange Jahrzehnte, bevor die Welt die tödliche Bedrohung allen Lebens durch die Umweltverschmutzung entdeckt, weist Pastor Felke bereits auf die Gefahren der Innenweltverschmutzung im menschlichen Körper hin. Nun faßt er die Naturheilverfahren zu einem System zusammen und fügt als krönendes Reinigungsmittel die Erde hinzu. Die Erde, von der der Mensch genommen ist, wird für Pastor Felke wichtigstes Heilmittel.

Seine Heilerde ist aus der Verwitterung fester Gesteine entstanden. Mit sehr feinen Quarzkörnern vermischter Ton ist Lehm, der, mit Wasser zu zähflüssigem Schlamm angerührt, zum Baden benutzt wird. Reiner Ton, ein Geschenk der Eiszeit, in der Wind, wandernde Riesengletscher, Wasser und Steine als Jahrtausende gehendes Mahlwerk alles Gestein pulverfein gemahlen haben, wird innerlich gebraucht.

Den Namen Heilerde prägte der Buchhändler Adolf Just, der einen besonders feinkörnigen reinen Lehm bei Bad

Harzburg entdeckte, der verschiedene Mineralien und Spurenelemente enthielt. In seiner Heilanstalt »Jungborn« sollte der Patient noch einmal in das Paradies zurückkehren dürfen, in dem der erdgeschaffene Mensch in unmittelbarem Umgang mit Lehm, Licht und Luft lebte.

Als Nahrungsmittel und Leckerei können Sie Lehm und Tonerde auf den Magenfahrplänen aller Erdteile finden. Alexander von Humboldt staunte noch über den Indianerstamm der Ottomaken, die monatelang jeden Tag ein ganzes Pfund Ton verspeisten. Später traf Humboldt Sandsteinarbeiter am Kyffhäuser im nördlichen Thüringen, die sich statt Butter fetten Ton auf das Frühstücksbrot strichen.

Heilerde stand schon immer an der Spitze der Bestsellerlisten der Apotheker. Aus dem Erzgebirge konnten Sie Steinmark, sächsische Wundererde aus Schneeberg, Marienmilch aus einer Höhle bei Bethlehem, Coburger Siegelerde und ein Dutzend anderer Lehme gegen Leibweh, Pest und Appetitlosigkeit, gegen Spulwürmer und Herzkrankheiten kaufen.

Seitdem Jesus von Nazareth einen Blinden mit nichts als Erde heilte, die er mit seinem Speichel zu einer Paste verrührte, die er dem Blinden auf die Augen strich, setzt der Christ größtes Vertrauen in die heilende Kraft der Erde.

In Deutschland können Sie die Heilerde von Adolf Just heute gebrauchsfertig kaufen. Ein Lehmbad wird Ihnen in den Felkebädern Sobernheim an der Nahe und Diez an der Lahn nach dem Originalrezept von Pastor Felke zubereitet. Sie brauchen nur hinzuschreiben. Wenn Sie sich jedoch noch nicht zu einer beihilfefähigen Felkekur entschließen können, sollten Sie zu Haus regelmäßig Heilerde verwenden.

Rezepte

- Bei **Halsweh, Angina, Erkältung:** Gurgeln Sie mit Heilerdeaufguß, wobei Sie 1 Eßlöffel Heilerde in 1 Glas Wasser auflösen. Um den Hals legen Sie einen Lehmwickel: Rühren Sie Lehm mit kühlem Wasser zu dickem Teig an, streichen ihn 1 Zentimeter dick auf den Hals, schlagen ein nasses Tuch aus Leinen oder Baumwolle darum und darüber ein trockenes Handtuch. Erneuern Sie die Auflage jede halbe Stunde.
- **Entzündete Mandeln** und **entzündetes Zahnfleisch** können Sie mit Heilerdepulver trocken einstäuben.
- Giftstoffe im **Magen-Darm-Kanal,** die Sie mit Ihrer Nahrung aufgenommen oder die sich bei der Verdauung gebildet haben, werden von Heilerde gebunden und unschädlich gemacht.
- **Mundgeruch** verschwindet, wenn Sie Heilerde trinken oder mit ihr gurgeln.
- **Magensäure** wird von Heilerde günstig beeinflußt. Überschüssige Magensäure wird gebunden, wenn Sie Heilerdeaufschwemmung in vielen kleinen Portionen tagsüber einnehmen. Doch auch Salzsäuremangel können Sie mit wiederholtem Heilerdetrunk ausgleichen.
- Ihre Darmflora wird durch Heilerde gefördert. **Darminfektionen** klingen nach einer Trinkkur mit Heilerde schnell ab. Manche Lehmarten bringen nach Einnahme selbst gesundheitsfördernde Mikroben in Ihren Darm ein.
- Bei **chronischer Verstopfung** hat sich in lauwarmem Wasser aufgeschwemmte Heilerde gut bewährt. Sie müssen Sie mehrmals täglich viertelgläserweise trinken.
- Bei **akuter Vergiftung** ist Heilerde wirksam, wenn Sie sie unmittelbar danach wiederholt trinken.
- **Fluor und Entzündungen des äußeren Genitales**, soweit sie keine Geschlechtskrankheit sind, werden mit Lehmbreiauflagen behandelt.

- **Gallensteinkoliken** lindern Sie mit Heilerdeauflagen.
- Bei **Hämorrhoiden** trinken Sie morgens nüchtern zwei Stunden vor Ihrem Frühstück ein Glas Heilerdewasser. Nehmen Sie vorm Schlafengehen Wechselsitzbäder. Über Nacht eine kühle Heilerdeauflage auf die Hämorrhoiden.
- Mit **Fußschweiß** sollten Sie viel barfuß über Lehm laufen.
- Sind Sie von einer **Biene** oder einem anderen Insekt gestochen worden, rühren Sie sofort Heilerde mit kühlem Wasser an und bestreichen damit die Einstichstelle. Es wird schnell Linderung eintreten.
- **Blutergüsse** und **Verletzungen, Quetschungen, Verstauchungen** und **einfache Brüche**, die sofort mit Heilerdebrei umpackt werden, reagieren dankbar auf diese Behandlung, verkürzen ihre Dauer und werden schmerzloser. Die Schwellungen gehen rapide zurück. Stellen Sie sich jedoch stets einem Arzt vor.
- Ihre **Schilddrüse** wird von Lehmauflagen beruhigt.

Viele Patienten machen eine umfassende Felkekur, die Ernährungsumstellung mit Bädern, Bewegung, Atemgymnastik, die Anwendung von Licht, Luft und Lehm zu einem bunten Therapiestrauß vereinigt, jedes Jahr. Ihr Körper dankt es ihnen.

Im eigenen Grasgarten können Sie für Ihr privates Lehmbad die Erde fünfzig Zentimeter tief, sechzig Zentimeter breit und einhundertsechzig Zentimeter lang ausheben. Achten Sie darauf, daß Ihre Erdwanne schön in der Sonne liegt. Streichen Sie die Erdwände mit Lehm glatt. Lassen Sie jedoch den Boden frei.

Nun brauchen Sie noch zwei bis drei Schubkarren voll Lehm, der frisch, sauber und fett sein soll, und die nötige Menge Wasser, um den Lehm in Ihrer Erdwanne zu einem hautanschmiegenden Teig anzurühren.

Der Teig ist kühl, und Sie sollen, wenn Sie sich unbekleidet hineinsetzen, bis zum Bauch darin eintauchen. Nach kurzer Zeit wird Ihnen wohlig warm. Bleiben Sie zehn bis sechzig Minuten in diesem Jungbornbad. Bedecken Sie bei Sonnenschein Ihren Kopf und schützen Sie Schultern, Nacken und Arme durch einen Lehmanstrich aus Ihrem Bad.

Nach dem Bad schaben Sie sich mit einem Teigschaber ab. Den Rest auf der Haut lassen Sie eintrocknen. Nach einem ausgiebigen Luftbad rubbeln Sie den inzwischen getrockneten Lehmstaub von der Haut mit den Händen ab. Nun können Sie sich waschen oder duschen und danach ein gutes Hautfunktionsöl in die Haut einreiben. Ruhen Sie zugedeckt zum Abschluß noch eine Stunde, jedoch nicht in der Prallsonne, und Sie werden sich entspannt, gekräftigt und wie neugeboren fühlen. Die Mühe lohnt sich.

Sie sollten Lehm stets kühl anwenden. Wünschen Sie warme oder heiße Anwendungen, so haben Sie mehr von Moor.

Moor lindert Schmerzen, hemmt Entzündungen, kräftigt den Kreislauf und – schenkt Frauen Kinder.

Man wollte es lange nicht glauben und hielt es für Einbildung. Doch Rattentests beweisen es. Baden Wissenschaftler Rattenweibchen in Moor, so werden sie auch außerhalb ihrer Liebeszeit brünstig. Während Ton und Lehm aus Gesteinen gebildet wurden, verdankt das Moor einer reichen Pflanzenwelt seine Entstehung. Es finden sich Stoffe darin, die weiblichen Hormonen verwandt sind. Daher baden Frauen gern in Moor. Besonders Frauen die

- sich ein Baby wünschen,
- menstruationsgestört sind,
- funktionsschwache Keimdrüsen besitzen,
- entwicklungsgehemmte weibliche Organe aufweisen,
- über chronische Infektionen in ihrem Genitalbereich klagen,
- in den Wechseljahren Beschwerden bekommen,
- von Akne und Eiterpusteln befreit werden wollen,
- sich von der kosmetischen Wirkung des Moores auf die Haut Verjüngung und Verschönerung versprechen.

Doch auch ein Mann weiß, was er am Moor hat. Schon als kleiner Junge freute er sich, nach einem Regentag in mooriger Eierpampe herumzustapfen und Schlammsuhlen zu bauen. Wenn er dann in späteren Jahren zu Muskelerkrankungen, Gelenk- und Wirbelsäulenleiden neigt, mit Rheuma, Gicht, Ischias und Arthrosen behaftet durch sein streßgeplagtes Leben wandert, dann taucht er von Zeit zu Zeit gern im Moorbad unter.

Für ein Moorbad benötigen Sie anderthalb bis zwei Zentner Moorerde. Oder einfacher die fertige Moorbadpackung von Ihrem Apotheker oder aus dem Reformhaus. Die Zusammensetzung lesen Sie auf dem Beipackzettel. Sie ist je nach der Herkunft des Moores ganz veschieden. Im österreichischen Moor von Neydharting finden Sie zum Beispiel von den Alkalisalzen bis zum Zucker das gesamte Mineral-ABC, und vom Abbißkraut bis zum Sumpfvergißmeinnicht nicht weniger als zweihundertfünfzig verschiedene Heilkräuter, Gräser, Blüten und Blumen.

Daher helfen Moorbäder nicht nur bei Frauenleiden und allen Rheumaformen, sondern auch bei

- chronischer **Entzündung der Gallenblase**, des **Nierenbeckens**, der **Blase**, der **Harnwege** und des **Darmes**,
- **Nervenschmerzen**,
- **Bewegungsbeschränkung** *und* **Versteifungen** nach Unfällen und Verletzungen,
- Hautkrankheiten wie **Flechten, Ekzemen** und **Geschwüren,**
- Funktionsstörungen der **Leber**.

Heilmoor können Sie in jeder Badewanne anwenden. Sie bekommen Moorbäder heute in verschiedener Zusammensetzung in der Tüte und können es zu Voll- und Teilbädern ebenso verwenden wie zu Packungen. Es gibt Heilmoortrinkkuren, Heilmoordarmbäder und Schwarzwasserinhalationen gegen Erkältungskrankheiten.

III
Herzinfarkt

Atemtraining

Wer achtet schon auf sein Herz, solange es elastisch wie ein gut geölter Motor läuft? Das Meinungsforschungsinstitut Wickert hat herausgefunden, daß der faustgroße, nicht einmal ein Pfund schwere Hochleistungsmotor in der Brust für die meisten von uns vollkommen uninteressant ist. Jeder dritte Bundesbürger kennt nicht einmal seinen exakten Lageplatz. Geschweige denn die Notsignale, die ein Herz sendet, bevor es streikt.

Das mag der Grund dafür sein, daß ein Infarkt von zehn Kranken sieben wie ein Blitz aus heiterem Himmel trifft. In erschreckendem Maße übrigens auch Jüngere, die bislang der Meinung waren, die Gesundheit gepachtet zu haben.

Ernst Hoppe, 35 Jahre alt, Architekt in Hamburg, gehört zu dieser Gruppe der Nimmermüden und niemals Kranken. Bis zum 13. September 1975.

»An diesem Tag fuhr ich wie immer gegen 8 Uhr abends nach Hause – nicht früher und nicht später als sonst. Die Stille im Haus traf mich unvorbereitet: Meine Frau war mit den Kindern noch bei ihren Eltern. Als ich im Badezimmer ein Stück Kaugummi meines Jüngsten aus dem Zahnputzbecher klaubte, durchzuckte mich ein so jäher Schmerz, daß ich ohnmächtig zu werden glaubte. Jetzt ist es aus, dachte ich, wie lächerlich, hier zu sterben. Dann stachen tausend Nadelspitzen in meine Arme. Eine kalte, harte Faust preßte mir die Luft aus der Brust. In Panik wollte ich mein Hemd aufreißen, aber meine Hände gehorchten mir nicht. In Todesangst versuchte ich, hinüber zur Diele zu kommen, zum rettenden Telefon. Auf halbem Wege blieb ich bewußtlos liegen. So fand mich meine Frau. Ohne den Umweg über unseren Hausarzt zu machen, alarmierte sie den Krankenwagen. Eine Stunde danach lag ich auf der Intensiv-Pflegestation der Klinik.« Acht Stunden später bestätigte das Elektrodiagramm den frischen Infarkt an der Hinterwand des Herzens.

Frühe Warnzeichen

Die schwere Attacke auf das Herz kommt in den seltensten Fällen aus heiterem Himmel. Meist kündigt sie sich Tage, oft sogar Wochen vorher an. Und manchmal schmückt sie sich mit den Federn anderer Krankheiten. Zu den ersten frühen Warnzeichen gehören:

- Ein unbestimmter Druck hinter dem Brustbein, der in die linke Schulter, den linken Arm ausstrahlt und manchmal sogar noch die Magengegend in Mitleidenschaft zieht.
- spürbar unregelmäßiger Herzschlag,
- akute Schwindelzustände,
- Schweißausbrüche,
- Kurzatmigkeit nach körperlicher Belastung,
- das Gefühl, immer müde zu sein und in der Leistung allmählich nachzulassen,
- tatsächlicher Leistungsabfall,
- Atembeschwerden, wie man sie bei einer Lungenentzündung hat,
- nächtliche Herzschmerzen.

»Mit Infusionen und Spritzen brachten mich die Ärzte rasch wieder auf die Beine. Trotzdem mußte ich sechs Wochen im Krankenhaus bleiben. Und danach zur Kur.«

Sie kostete ihn weitere fünf Wochen. Und zwölf Kilogramm Körpergewicht dazu. Denn Ernst Hoppe, 1,89 Meter groß, war nicht nur kräftig wie ein Bär, sondern mit seinen 202 Pfund auch fast so schwer. Schon im Krankenhaus wurde sein Speisezettel radikal umgestellt. »Man strich so ziemlich alles, was ich mochte, und setzte mich auf Diät. Ich bekam salzarme Kost, mageres Fleisch, rohes Obst, viel Gemüse. Nach drei Wochen begann ich von Bratkartoffeln mit Speck zu träumen. Oder von Brötchen mit fingerdicker Buttereinlage. Jetzt hat sich mein Magen an den neuen Fahrplan so gewöhnt, wie ich mich an meine neue Lebenseinstellung. Sie läßt sich auf den simplen Nenner bringen: Ruhe ist die erste Bürgerpflicht.«

Ernst Hoppe brachte der Infarkt einen neuen Anfang. Über 120 000 Bundesbürgern jährlich bringt er den Tod. Fast die Hälfte von ihnen überlebt den Beginn der schweren Herzmuskelkrise nur um eine Stunde. In der Regel stirbt der Patient bereits, bevor der Krankenwagen eintrifft, seltener noch auf dem Weg in die Klinik. Dabei steht es gerade bei uns nicht schlecht um Erste Hilfe. Die durchschnittliche Wartezeit auf klinische Versorgung nach Eintritt des Infarktes beträgt in der Bundesrepublik vier, in Schweden sechs und in Amerika sogar acht Stunden. Allerdings sind sowohl in den Vereinigten Staaten als auch in Schweden die technischen Hilfsmöglichkeiten größer : Geräte für künstliche Beatmung und mechanische Herzmassage gehören in beiden Ländern beinahe zur Standardausrüstung der Krankenwagen. Bei uns dagegen sind sie noch eine Art Lottogewinn und ganz auf den Etat der einzelnen Bundesländer zugeschnitten.

Übrigens entpuppt sich manche Attacke auf das Herz trotz typischer Infarkt-Symptome als weniger gefährliches Leck im Kreislauf. Nur bei gut zehn Prozent aller Patienten, die im vergangenen Jahr mit dem Verdacht auf eine akute Herzmuskelkrise in die Krankenhäuser eingeliefert wurden, bestätigte sich die erste Diagnose.

Man weiß noch viel zu wenig über die schleichende Epidemie, die Jahr für Jahr mehr Opfer fordert, die sich von Land zu Land weiterfrißt, die weder Männer noch Frauen, weder Alt noch Jung verschont. Niemand ist vor der Herzkrise sicher, sogar blühende Frauen von 30 und 40 nicht, die heute immer öfter das Opfer eines Herzinfarktes werden.

Ein Herzinfarkt ist kein Todesurteil.

Fast jeder zweite von uns hat die Chance, ihn zu überleben. 260 000 Menschen jährlich kämpfen in der Bundesrepublik mit der Krankheit Nr. 1 – knapp die Hälfte von ihnen bleibt Sieger.

Zwanzig Prozent aller Herzmuskelkrisen der bis zu 60jährigen sind – so vermutet ein amerikanisches Ärzteteam der University of Washington in Seattle unter Leitung des Genetikers Dr. Arno Matulsky – auf Vererbung zurückzuführen. Verwerten läßt sich dieses Wissen jedoch so gut wie gar nicht, denn es gibt nur begrenzte Möglichkeiten, bestimmte Erbschäden aufzuspüren. Aber einen Schluß läßt die Untersuchung zu: das Gebot für Herzkranke, diät zu leben.

Übrigens malen die meisten Ärzte ohnehin ihren allzu fülligen Patienten zu gern das Schreckgespenst Infarkt an die Wand. Die Statistik gibt ihnen recht. Sie bestätigt, daß Übergewicht und falsche Ernährung Herzmuskelkrisen den Weg ebnen. Mangel an Bewegung tut dies auch. Kein Automotor verkraftet es, ständig nur im ersten Gang laufen zu müssen. Aber dem Hochleistungsmotor in der Brust mutet man das häufig zu. Und das ist gefährlich. Denn das Herz ist ein von Arterien versorgter Muskel. Wird er nicht ab und zu in höhere Gangart gebracht, verliert er seine Kraft.

Arterien, von denen ein arbeitsscheuer Muskel zu wenig Blut fordert, verlieren ihre Elastizität. Sie werden starr, eng und inwendig rauh. Diese drei Eigenschaften sind die Voraussetzung für die gefürchtete Arteriosklerose, den besten Nährboden des Herzinfarkts.

Die Veränderungen schleichen im Schneckentempo voran. Sie geben dem Körper keine Chance, das Warnsignal »Schmerz« auszustrahlen. Langsam und stetig, wie sich Kesselstein am Wasserkessel festsetzt, lassen sich die Ablagerungen an den Wänden der Arterien nieder. Und wenn dann noch ein weiterer Gefahrenpunkt hinzukommt, ist es meist eines Tages soweit: Die schwere Herzmuskelkrise setzt ein. Darunter verstehen Mediziner die Zerstörung von Herzmuskelgewebe. Wenn seine Fasern und Zellen von den Versorgungsstraßen des Körpers abgeschnitten werden, müssen sie die Arbeit am Herzen einstellen; sobald sie ausfallen, kommt es zur lebensbedrohenden Herzleistungsschwäche.

Als Hauptursache gibt es offensichtlich drei Gründe für den Untergang von Herzmuskelgewebe:

1. *Blutgerinnsel an den Innenwänden, die zu einem Pfropfen zusammenwachsen.*
2. *Eine Veränderung in der Blutflüssigkeit, die zu Sauerstoffmangel im Blut führt.*
3. *Die Blutzirkulation im Herzen bricht zusammen. (Möglich nach hohen Blutverlusten oder einschneidenden Luftdruckveränderungen.)*

Testfragen zum Thema Herz:	**ja**	**nein**
1. Bleibt Ihnen die Luft weg, wenn es bei einem Spaziergang bergauf geht?	☐	☐
2. Werden Sie kurzatmig, wenn Sie Treppen steigen?	☐	☐
3. Ist es wahr, daß Sie es nie auf einen Mißerfolg ankommen lassen? Weder im Beruf, noch privat? Weder unter Fremden, noch in der Familie?	☐	☐
4. Pflegen Sie Ihren Körper täglich mit peinlicher Sorgfalt?	☐	☐
5. Von hundert Leuten wiegen oft nicht weniger als fünfzig zuviel. Gehören Sie dazu?	☐	☐

6. Sind Sie kontaktscheu und in Gesellschaft unsicher und leicht verkrampft? ☐ ☐
7. Wollen Sie das Rauchen aufgeben? Und machen Sie sich insgeheim Vorwürfe, weil Sie es nicht können? ☐ ☐
8. Schlafen Ihnen Beine und Hände ein? Leiden Sie an chronisch kalten Füßen? ☐ ☐
9. Wachen Sie viel des nachts? Haben Sie am Tag viel Ärger hinuntergeschluckt, und drängt er jetzt an die Oberfläche Ihres Bewußtseins? Diskutieren Sie mit sich Ihre Sorgen durch, während Sie wachliegen? Sagen Sie dabei verschiedenen unfreundlichen Herrschaften Ihre Meinung? ☐ ☐
10. Hören Sie wie ein Mäuschen auch die leiseste Kritik über sich? Sehen Sie jede Geste, die auf Sie Bezug hat? Riechen Sie Unangenehmes, das auf Sie zukommt, schon einige Kilometer im voraus? ☐ ☐
11. Finden Sie, daß Sie viel zu ausgelastet sind, um in einer Pause zehn Kniebeugen zu machen? Oder jeden Abend einmal um den Block zu gehen? Oder jede Woche einmal in die Sauna? Oder zum Schwimmen? ☐ ☐
12. Ist es schon ziemlich lange her, daß Sie zu einem guten Buch gekommen sind, weil stets etwas Wichtigeres und etwas Eiligeres den Vorrang hatte? ☐ ☐
13. Schneiden Sie Leuten gern das Wort ab? ☐ ☐
14. Finden Sie es notwendig, regelmäßig fünfzig bis sechzig Stunden in der Wo-

che zu arbeiten? Und ist es wahr, daß Sie keine oder zu wenig Zeit für Ihre Familie, Ihre Freunde oder für Ihr Hobby finden? □ □

Je mehr dieser Testfragen Sie mit einem aufrichtigen Ja beantworten, desto stärker sind Sie gefährdet. Sie müssen dem Herzinfarkt vorbeugen!

Fragen Sie zuvor Ihren Doktor, ob das, was wir Ihnen vorschlagen, auch für Sie geeignet ist. Tun Sie nichts ohne seinen Rat, denn er kennt Sie und weiß, was Ihnen gut tut und was Ihnen schaden könnte.

Stoppen Sie Ihren Herzinfarkt

14 Gebote für ein gesundes Herz

1. Du sollst jeden Tag trimmen. 10 Minuten ist optimal. Ist das zeitlich bei Dir nicht drin, dann mindestens zweimal die Woche jeweils eine halbe Stunde.
2. Optimale Sportart ist der langsame Dauerlauf. Du kannst jedoch ebensogut seilspringen, rollschuhlaufen, tennisspielen, skilanglaufen, tanzen, Gymnastik mit Musik treiben oder radfahren.
3. Miß den Trainingseffekt an Deiner Pulszahl. Dein Puls sollte bei jeder Sportart mindestens zehn Minuten lang 130mal in der Minute schlagen.
4. Bist Du älter als 35, sollst Du Dich vorher von Deinem Arzt untersuchen lassen, bevor Du anfängst. Hast Du Deinen 50. Geburtstag hinter Dir, gilt für Deine Pulszahl im Training: 180 minus Deine Lebensjahre. Also: Wenn Du 70 bist, ist Deine Richtgeschwindigkeit, vorausgesetzt, daß Du gesund bist: 110.
5. Wenn Du ein Trainingsprogramm dreimal wöchentlich 30 bis 40 Minuten mit 130 Puls mehrere Wochen durch-

hältst, wirst Du belohnt. Die Leistungsfähigkeit Deines Herzens und Deiner Lunge kann sich um annähernd 12 Prozent erhöhen.

6. Ausdauertraining vermindert den Sauerstoffbedarf Deines Herzens. Dein Herz gewinnt an elektrischer Stabilität. Dein Blut fließt reibungsloser. Blutplättchen kleben nicht mehr an den Wänden Deiner Blutgefäße fest. Du verbrennst Fett, anstatt es zu speichern.
7. Lauf mit kleinen Schritten. Bist Du nicht fürs Laufen geschaffen, hast Du Gelenkbeschwerden bis hin zur Arthrose, setz Dich besser aufs Fahrrad. Radrennfahrer haben die größten Herzen, die größten Lebern, den größten Umfang im Stoffwechsel und die dünnsten Fettfalten. Dir gewünscht!
8. Bist Du eine Frau, so werden Dein Hormonhaushalt ausgeglichener, Deine Leistungen während des monatlichen Zyklus besser, Deine psychische Elastizität größer, Dein Herz temperamentvoller und Dein Aussehen jünger, wenn Du sportlich vielseitig aktiv wirst.
9. In den Wechseljahren und danach bremst körperliches Training das Altern. Bevorzuge atmungsaktive Sportarten: Fahre Rad. Geh schwimmen. Tanze. Wandere. Ausdauertraining erleichtert die Hormonumstellung im Klimakterium und Dir das Leben.
10. Der Fluch der Motoren im Maschinenzeitalter ist unser chronischer Mangel an Bewegung. Daher ist schon für Kinder und Teens Ausdauersport eine Lebensnotwendigkeit. Trimmen in jungen Jahren beugt vorzeitiger Erschöpfung des Herzens vor. Achtung! Gegenüber Erwachsenen sind Kinder bei intensiver Belastung bis etwa 2 Minuten deutlich benachteiligt. Kurzstreckenwettläufe bedeuten Höchstbelastung für junge Herzen. Dagegen sind Kinder metabolisch und hormonell bei Ausdauerleistungen begünstigt.
11. Jedes Zuviel, das Du in Dich hineinsteckst, wird zum

Gift für Dich. Denke daran beim Rauchen. Bei Alkohol. Bei Tee und Kaffee.

12. Zuviel Fett, zuviel Eiweiß, zuviel Kohlenhydrate (Zukker, süße Getränke, Leckereien) sind Hypotheken, mit denen Du Dein Herz belastest. Du mußt sie abbezahlen. Je früher Du die Belastung in Form von Übergewicht abbaust, desto leichter fällt es Dir. Worauf wartest Du noch?
13. Drossele den Aufwand, den Du mit Deinen Gefühlen treibst. Emotionen sind Sprengstoff für Dein Herz. Vielleicht willst Du zuviel. Hast zu große Angst. Schluckst zuviel an Kränkungen hinunter. Findest Dein Leben beklagenswert. Protestierst gegen die Welt und Dein Schicksal. Deine gedanklichen Explosionen verursachen Mikroverletzungen an Deinem Herzen. Vielen Herzinfarkten gehen Aufregungsstürme voraus.
14. Lerne tief atmen. Übe aktiv Yoga. Versuch, Dich im Gebet zu versenken. Den täglichen körperlichen Trimm vervollständige mit einem täglichen psychischen Aufbauprozeß. Lies ein Gedicht. Vertiefe Dich in ein gutes Buch. Für Musikliebhaber gibt es sehr schöne Meditationsmusik auf Platten.

Atmen muß geübt werden

Die meisten Menschen atmen falsch. Fast zwei Drittel des Tages sitzen wir. Im Sitzen aber ist richtige Atmung, nämlich Zwerchfellatmung, kaum möglich. Das wirkt sich auf die Sauerstoffversorgung Ihres Körpers aus und damit auf den Kreislauf.

»Ohne Pflege des richtigen Atmens wird auch alle Gesundheitspflege erfolglos sein!« Hat Ihnen das schon mal jemand gesagt? Als Dr. Adolf Keller seine Patienten auf diese Erkenntnis aufmerksam machte, bezeichnete man ihn als Außenseiter. Er mußte in der Südschweiz hoch über dem

Luganer See sein eigenes Naturheilsanatorium gründen, um den Wahrheitsbeweis für seine Worte anzutreten.

Seine Atemtherapie hat Adolf Keller über die Jahre hinweg gesund und jugendlich erhalten. In einem Alter, in dem sich andere Männer zur Ruhe setzen, war er auf der Höhe seiner Kraft. An seinem fünfundachtzigsten Geburtstag arbeitete er noch immer als Seniorchef in seinem Sanatorium. Er starb, ohne die üblichen Gebrechen des Altwerdens kennengelernt zu haben, mit neunzig.

Jede einzelne Zelle in dem Billionenorganismus, der von Ihrer Haut umschlossen wird, erhält ihre Nahrung aus dem Blut. Um sie in lebendige Energie verwandeln zu können, braucht jede Zelle laufend Sauerstoff. Der Sauerstoff wird von fünfundzwanzig Billionen Transportern, den roten Blutkörperchen, aus Ihrer Lunge zu jeder einzelnen Zelle Ihres Körpers befördert. Kein Industrieunternehmen, kein Staat der Welt verfügt über eine derartige Transportorganisation. Würden Sie Ihre roten Blutkörperchen Stück für Stück übereinanderschichten, käme ein Turm von vierzigtausend Kilometer Höhe zustande. Der Umschlaghafen für Ihre Atemluft sind Ihre Lungen. Alle vierundzwanzig Stunden nehmen Sie je nach Temperament und Schwere Ihrer Arbeit fünfzehn bis sechzig Kubikmeter Luft zu sich. Daraus werden dreitausend Liter Sauerstoff gefiltert und in den Hallen Ihrer Lungenbläschen auf einhundertfünfzig Quadratmetern Fläche in Tag- und Nachtschicht am Fließband in die roten Blutkörperchen verladen. Atmen Sie schlecht, so können Sie essen, soviel Sie wollen und Nahrungsvorräte in Ihrem Körper zu Bergen anhäufen: Ihre Zellen müssen im Überfluß ersticken. Sie erhalten nur Hungerrationen an Sauerstoff und können die Nahrungsmittel nicht in Energie umsetzen. Und zum anderen werden die Schlacken, die sich bei der Energieerzeugung bilden, nicht fleißig weggeräumt. Das Atmungssystem ist nämlich nicht nur Zulieferer von Sauerstoff, sondern auch die Müllabfuhr in den Geweben. Jeden Tag scheiden Sie ein

Kilogramm Kohlensäure als quantitativ bedeutendste Stoffwechselsäure bei Ihrer Atmung aus. Je tiefer Ihr Atemzug, desto reicher mit Sauerstoff beladen Ihr Blut, desto geringer die Innenweltverschmutzung in Ihrem Körper und desto gründlicher die Beseitigung von schädlichen Säuren aus Blut und Geweben. Desto geringer das Infarktrisiko.

Man unterscheidet zwei Atmungstypen:
Bauchatmung: Bei der Einatmung werden durch Zusammenziehung des Zwerchfells die Baucheingeweide hinuntergedrückt und die Bauchwand vorgewölbt.
Brustatmung: Bei der Einatmung erweitert sich der Brustkorb. Das Zwerchfell wird durch die sich hebenden Rippen in die Höhe gezogen, die Bauchwand bewegt sich wenig.
Bauchatmung ermöglicht eine stärkere Erweiterung des Brustraumes und unterstützt den Rückfluß des Blutes zum Herzen durch Auspressen des Lebervenenblutes unter dem Druck des tiefertretenden Zwerchfells.

Ist nun auch noch Ihr Brustkorb unterentwickelt, weil Sie schon als Kind nicht tief atmen gelernt haben, so leiden allmählich immer weitere Teile Ihres Körpers unter chronischem Sauerstoffmangel. Die Darmbewegung wird träge. Der Kreislauf wird schleppend. Bis zu Ihrer Peripherie gelangen nur noch geringe Mengen von Sauerstoff, daher sind Ihre Füße ständig eiskalt. Sie fröstln und frieren leicht. Ihre Hormonausschüttung sinkt ab. Ihre Leberzellen schalten auf Sparflamme. Im Eiweißstoffwechsel kommt es zur Selbstvergiftung, zu Pickeln, Pusteln und Ekzemen auf der Haut.

Jedem ist klar, daß man essen muß, um arbeiten zu können. Doch wer weiß schon, daß jemand, der nicht genug Sauerstoff aufnimmt und in lebendiger Atemdruckwelle bis in seinen Unterbauch einströmen läßt, die zugeführte Nahrung nicht ausreichend in produktive Energie umsetzen kann?

Atmen muß geübt werden, bis es zur Selbstverständlichkeit wird. Es sind in der Bundesrepublik viele Atmungssysteme und Atemtherapien entstanden, die Ihnen helfen können, gesund zu werden und gesund zu bleiben. Professor Ilse Middendorf entwickelte am Institut für Atemtherapie und Atemunterricht in Berlin das schweigende Singen und Erleben von Vokalen, bei dem die Übenden einen Vokalatemraum in sich entdecken, der ihnen zu einer bewußteren Form des Daseins verhilft. Dr. med. Johannes Ludwig Schmitt schuf in München die Atemmassage, bei der ein Masseur Atemimpulse auslöst, die die Atemfunktion verbessern und die Ventilation steigern. Seine »Atemheilkunst« liegt bereits in fünfter Auflage vor und gilt als die Enzyklopädie der Wissenschaft vom Atmen.

In Rothenburg gründeten Clara Schlaffhorst und Hedwig Andersen ihre Schule, in der die Schulanfänger zuerst in Gesang ausgebildet wurden und danach erst Lesen, Schreiben und Rechnen lernten. Systematische Stimmschulung galt diesen Lehrerinnen als Basis für alle weitere Entwicklung. »Wer seinen Atem«, sagt Gründerin Clara Schlaffhorst, »dreiundzwanzig Sekunden lang auf einem Ton ausströmen lassen kann, verfügt über moralische Kraft und geistige Konzentrationsfähigkeit«.

In Bad Ems besteht ein Institut der Arbeits- und Forschungsgemeinschaft für Atempflege mit Internat, das von der Kur- und Sportärztin Dr. med. E. Haybrock-Seiff geleitet wird. Nach Atem-, Bewegungs- und Stimmschulung erfährt der gesunde und normale Atmer eine Steigerung seiner Ausdauer bei körperlicher und geistiger Leistung. Fehlatmer lernen richtiges Atmen. Sind Sie ein Patient mit chronischer Bronchitis, Bronchialasthma, Lungenemphysem, Herz- und Kreislaufleiden, Schlaflosigkeit, Migräne, Haltungsschäden, Bandscheibenleiden oder nach überstandenem Herzinfarkt, wird die Erkenntnis, die Sie aus der Atemschulung mitnehmen, Ihr Leben verändern. Aus der »Atemlosigkeit« der Berufshetze, bei der Sie in den zahllosen Nichtigkeiten des Alltags zu ersticken drohen, werden Sie neue Werte für eine sinnvolle Lebensführung gewinnen.

Indische und deutsche Yogalehrer gründeten Yogaschulen und halten Kurse ab, in denen gelehrt wird, den Atem bewußt zu lenken, dadurch den Kreislauf der Säfte zu fördern und die inneren Organe leistungsfähig zu machen. Beides kräftigt die Gesundheit und läßt den Organismus eine Krankheit schneller überwinden.

Erfolge der Atemheilkunst

Mittlerweile setzt sich die Atemheilkunst in immer weiteren Kreisen durch.

Mit den Methoden der Atemheilkunst werden heute erfolgreich behandelt:

- *Erkrankungen des Herz-Kreislauf-Systems. Also venöse Stauungen, Hämorrhoiden, Krampfadern, Venenentzündung mit Ausbildung einer Thrombose, Unterschenkelgeschwüre, Angina pectoris, Durchblutungsstörungen des Herzens, Hochdruck, Herzmuskelschwäche.*
- *Erkrankungen des Atmungssystems: Katarrh, chronische Bronchitis, Asthma bronchiale, Neigung zu Infektionen.*
- *Erkrankungen des Ernährungssystems: Leber- und Nierenstau, Gallen- und Nierensteinbildung, Stoffwechselstörungen.*
- *Erkrankungen des Halteapparates: Unterentwicklung und Versteifung des Brustkorbs, Haltungsschäden, Muskelrheuma.*
- *Erkrankungen des Nervensystems: Übererregbarkeit, schnelle Ermüdung und Erschöpfung, Schlaflosigkeit, Allergien verschiedener Art, Wetterfühligkeit.*

IV
Rohsäfte

Wirksame Hilfe von Innen

Mit acht begann ihr Asthma. Sie hustete, daß ihre Eltern fürchteten, das Kind würde ersticken. An einen regelmäßigen Schulunterricht war nicht zu denken. Nachts gab es keinen Schlaf. Und nicht genug der Qual: ihre Haut überzog sich auch noch mit einem häßlichen, juckenden Ekzem, das sich vom Gesicht über ihren Oberkörper bis zum Bauch hinunter ausbreitete. Ihren Namen »Dagmar«: »der lichte Tag« empfindet sie als Hohn. Als die Eltern mit Dagmar das erste Mal zu einem Arzt gingen, ahnte sie nicht, daß dies ihre ersten Schritte auf einem dornenreichen Leidensweg waren, der achtzehn Jahre dauern sollte. Achtzehn Jahre Krampfanfälle der kleinen Bronchien mit bellenden, schmerzhaften Hustensalven, mit Auswurf von zähem Schleim, Erstikkungsröcheln, das sich halbstundenlang hinzog, Inhalationen, Medikamenten, mit nässendem Ausschlag im flammend roten Gesicht, mit unerträglichem Jucken der Haut, Salben, Tinkturen, Verbänden – ein Martyrium für ein Kind, Verzicht auf das Leben für das heranwachsende junge Mädchen.

Mit sechsundzwanzig muß Dagmar wieder einmal ins Krankenhaus. Die Ärzte geben Sauerstoff, Injektionen von Asthmamitteln, Tropfen, Tabletten, schleimlösenden Sirup. Sie lassen Dagmar Aerosollösungen aus Ultraschallverneblern atmen. Doch die Rettung kommt erst, als der Chefarzt seine Patientin auf reine Obstkost setzt. Da geschieht ein Wunder! Innerhalb sechs Wochen heilt das häßliche Ekzem, das jahrelang allen Medikamenten und Bestrahlungen getrotzt hatte, völlig ab. Die Asthmaanfälle werden leichter, hören ein Vierteljahr später gänzlich auf.

Nach achtzehn Jahren hat reine Obstkost eine so tiefgreifende Wirkung auf den Gesamtstoffwechsel der Kranken ausgeübt, daß ihre Haut und ihre Lungen völlig ausheilten und sich regenerierten. Nun endlich ist das überglückliche junge Mädchen »Dagmar«: der »lichte Tag«.

Frohe Botschaft für asthmatische Kinder, für asthmaleidende Erwachsene und für bronchialbelastete Senioren: Ihre Arznei wächst vor der Haustür im Garten.

Doch nicht nur ihnen kann eine reine Obstkur Hilfe bringen, sondern auch Patienten mit vielen anderen Leiden.

Zweiundvierzig Jahre sammelt Eugen Heun, Dr. med. und Dr. phil., Facharzt für innere Krankheiten, Naturheilverfahren und Psychotherapie, Erfahrungen mit rohen Frischsäften von Obst, Gemüsen und Kräutern. In zahlreichen seiner über zweihundert Veröffentlichungen hat er die Safttherapie entwickelt und ausführlich beschrieben. Schon als Wandervogel von vierzehn Jahren beginnt sich Eugen Heun genau in der Natur umzusehen. Nachdem er als einer der jüngsten Kriegsteilnehmer den Ersten Weltkrieg überstanden hat, studiert er Medizin, schließt sich der Reformbewegung an und wird Naturarzt. Bei dem großen Schweizer Psychiater Carl Gustav Jung wird er Psychotherapeut und verbindet als erster Naturheilverfahren mit psychischer Heilbehandlung. Als Einundsechzigjähriger studiert der Unermüdliche neben seiner Praxis noch Völkerkunde und Religionswissenschaft an der Marburger Universität. Diesem Arzt, der sein Leben ganz in die Fürsorge für seine Patienten gestellt hat, verdanken wir die »Heilung durch Rohsäfte«.

Rohsaft enthält keine Faserstoffe. Daher werden, wenn Sie Rohsaft als alleinige Kost zu sich nehmen, Magen und Darm geschont, entzündliche Veränderungen günstig beeinflußt, Ihr Herz und Kreislauf entlastet, Ihr Nervensystem entstreßt. Die Abgabe von Verdauungssekreten wird angeregt und die Müllhalden in Ihrem Organismus werden abgebaut und ausgeschwemmt. Sie können mit Obst-, Gemüse-

und Kräutersäften als natürlichen Vitaminkonzentraten Ihre täglichen Mahlzeiten ergänzen. Sie können mit ihnen auch eine vom Arzt verordnete Diät unterstützen. Als alleinige Kost dienen Rohsäfte zu einer Aufbau- und Entschlackungskur. Bei dieser Kur bilden ausschließlich Rohsäfte als Heilkost Ihre Nahrung.

Zu einer Zehn- bis Zwanzig-Tage-Saftkur sollten Sie sich jedoch nicht entschließen, bevor Sie mit Ihrem Hausarzt darüber gesprochen haben. Am besten lassen Sie sich ein Sanatorium empfehlen, das sich auf Rohsäftekuren spezialisiert hat. Vielleicht fühlen Sie sich jedoch kräftig und energiegeladen genug, um ohne Berufsunterbrechung eine Ein-Wochen-Saftkur durchzustehen. Auch dann sollten Sie den Rat des ärztlichen Fachmannes nicht verschmähen.

Beginnen Sie Ihre Rohsäftekur frühmorgens mit Karlsbader- oder Glauber-Salz, von dem Sie einen bis anderthalb Eßlöffel in einem Viertelliter lauwarmen Wassers auflösen und schluckweise trinken. Ihr Darm sollte entleert sein, bevor Sie vom Steak zum Rohsaft übergehen. Die Ouvertüre der Kur ist ein Viertelliter Möhren-, Tomaten- oder Orangensaft. Danach bestehen Ihre Mahlzeiten während der Kurdauer aus Dreiviertelliter Saft täglich, verteilt in Viertelliterportionen morgens, mittags und abends. Bevorzugen Sie dabei jene Obstarten, Gemüse oder Wildkräuter, die Ihre geschwächten Organe bei der Regeneration unterstützen.

Wollen Sie eine Saftkur versuchen?

Dazu brauchen Sie folgende Geräte:

Bestimmt steht eine Zitronenpresse schon bei Ihnen im Küchenschrank. Für Kernobst nehmen Sie eine Glasreibe, für Wurzelgemüse eine Metallreibe. Hartschalige Beeren drehen Sie durch den Wolf. Mit einer Bircher-Raffel zerkleinern Sie Blatt- und Wurzelgemüse.

Mit einer Saftzentrifuge oder einer Handsaftpresse erhalten Sie $^{1}/_{10}$ l Saft

von

200 g Äpfeln,
150–250 g Brennesseln,
200 g Brombeeren, Himbeeren,
150 g Möhren,
½ Pfund Kirschen,
½ Pfund Spinat,
200 g Rote Beete,
300 g Huflattich,
150–200 g Tomaten.

Darauf müssen Sie achten

1. *Nehmen Sie nur biologisch hochwertiges Obst und Gemüse. Nur so haben Sie Gewähr, daß Ihr Preßsaft alle Vitamine, Mineralien, Spurenelemente, Fermente und pflanzlichen Hormone enthält.*
2. *Trinken Sie Rohsaft sofort nach dem Pressen. Die biologischen Wertstoffe, die in ihm enthalten sind, verflüchtigen sich, werden zerstört und umgebaut, wenn Sie Ihren Saft länger stehen lassen.*
3. *Trinken Sie Rohsaft in Teelöffelschlucken. Kauen Sie ihn. Speicheln Sie ihn gründlich ein. Der Speichel ist der Puffer zwischen Ihrer Magenwand und Ihrer Kost. Hastigesser und Schnellschlucker kultivieren mit Speichelmangel Magen- und Zwölffingerdarmgeschwüre.*

Saft heilt viele Leiden

- Vielleicht ist Ihr **Verdauungssystem** mitgenommen. Dann bleiben Sie bei Möhren- und Tomatensaft.
- Leiden Sie an **Magenübersäuerung**, werden Sie Mandel-

milch mit Saftzusatz als Labsal empfinden. Dr. Bircher-Benner nannte dieses Gemisch die »Muttermilch der Schwerkranken«. Zu Mandelmilch zerstoßen Sie süße abgezogene Mandeln in einem Mörser zu Mus oder nehmen käufliches Mandelpüree. Verquirlen Sie zehn Gramm im Mixer mit hundert Kubikzentimeter oder $^1/_8$ l Wasser.

- Saft von Weißkohl setzen Sie Ihren Rohsäften zu, wenn Sie an **Magengeschwüren** leiden. Die quälenden Schmerzen verschwinden in wenigen Tagen und die Ausheilung verkürzt sich.
- Mit einem Eßlöffel voll Schwarzrettich- oder Löwenzahnsaft bringen Sie Ihre **Galle** in Bewegung.
- Ungezuckerter Pflaumensaft belebt den **Stuhlgang.**
- Gegen **Bluthochdruck** haben sich Säfte mit den ätherischen Ölen von Sellerie, Rettich, Knoblauch, Zwiebeln und Küchenkräutern bewährt.
- **Arteriosklerose** ist die Domäne der Säfte der Zitrusfrüchte, der schwarzen Johannisbeeren und blauen Weintrauben.
- Überhöhter **Cholesteringehalt** im Blut wird durch Rohsäfte meist sehr schnell herabgesetzt.
- Einem Herzinfarkt beugen Sie mit einer Saftkur wirkungsvoll vor. Sie dämpft zugleich die unerwünschten Folgen des Überkonsums von Zigaretten.
- Leiden Sie an **Krampfadern** und **Unterschenkelgeschwüren**, so sollten Sie eine Kur mit rohen Obst- und Gemüsesäften ausprobieren. Dabei wird der Durchfluß durch Ihre peripheren Gefäße wieder normalisiert und Ihre Gehfähigkeit gebessert. Selbst Gangräne sieht man ausheilen. Nehmen Sie zusätzlich abendliche, von sechsunddreißig auf fünfundvierzig Grad Celsius ansteigende Fußbäder, tragen Sie regelmäßig täglich Stützstrümpfe und gönnen Sie Ihren schlecht durchbluteten Füßen und Beinen öfters ein Sonnenbad.
- **Blutarmut** steuern die Frischsäfte von Erdbeeren, Pfirsi-

chen und Aprikosen. Denken Sie auch in diesem Fall an die außerordentliche Heilkraft der Mandelmilch. Sie enthält ebenso wie Brennessel- und Spinatsaft viel Eisen.

- Gegen **Rheuma** gehen Sie am besten mit einer Obstsaftkur vor, denn Obst ist reich an Vitamin C.
  Dr. Gerhard nennt Obstsäfte »Arbeitssäfte«, die dem täglichen Muskel- und Kopfarbeiter bei seiner Arbeit helfen. Sie helfen auch Ihnen!

V
Streß

So bleiben Sie gesund und aktiv

Es ist nur natürlich, daß Sie Wünsche haben, daß Sie Ihre Pläne in Träumen weiterspinnen und nüchtern oder voll Herzklopfen erreichbare Nah- und verlockende Fernziele anpeilen. Als Sie klein waren, gehörte zu den ersten Worten, die Sie lernten, ein energisches oder flehentliches »Habenhaben« als kategorischer Befehl an Ihre Welt. Und so ist es bis zum heutigen Tag geblieben. Mit einem Paket von Wünschen gehen Sie schlafen, mit einem Armvoll »Es-wäre-zuschön-wenn . . .« springen Sie morgens aus den Federn.

». . . wenn ich bloß endlich mehr Geld kriegte«, wünscht sehnsüchtig der eine und der andere: ». . . wenn die Menschen doch nicht bloß immer egoistische Wünsche hätten.« Eine Frau: ». . . wenn er bloß bei mir bliebe!«, und ihre Nachbarin: ». . . wenn ich ihn bloß loswürde!« Der Wunschkatalog ist das dickste Buch der Weltgeschichte, und Sie sind mit einem lebenslangen Kapitel auf vielen Seiten darin vertreten.

Doch zwischen dem Sich-etwas-Wünschen und es auch bekommen, ist ein Unterschied wie zwischen einem Eigenheim auf der Anzeigenseite einer Bausparkasse und dem Haus, das auf Ihren Namen im Grundbuch eingetragen ist. Sehen Sie, und alles, was dazwischen liegt, ist Streß.

Streß macht atemlos, beschleunigt Ihren Puls, fördert die Salzsäureproduktion im Magen, vergrößert die Nebennieren, versetzt Ihnen K.O.-Schläge, treibt Ihnen Tränen in die Augen und Ihren Blutzucker in die Höhe, läßt Thymusdrüse sowie Lymphknoten schrumpfen und tut sehr häufig weh.

Dabei ist Streß eine durchaus normale Angelegenheit. Ihre Geburt war Streß, das Laufenlernen mit seinem ständigen Hinfallen, Ziegenpeter und Masern waren es, Schule und Prüfungen, die Entscheidung für einen Beruf und die Schwierigkeiten, jemand zum Liebhaben zu finden, Rad- und Autofahren lernen, Krach mit Vater und Chefs, die nächsthöhere Stufe in der Firma, Sturmböen in der Familie, jemanden verlieren, der morgendliche Weg zum Dienst.

Situationen, in denen Sie sich räuspern, weil sich Ihnen die Kehle zuschnürt, sind Streß. Situationen, in denen Sie Ihren Mann stehen müssen, gleichgültig ob in Hosen oder Rock, Situationen, in denen sich Ihre Stirn sorgenvoll von allein kraust und Sie sich einen Schubs geben müssen. Situationen, in denen Ihnen die Welt die Faust unter die Nase hält und Sie von ganz, ganz oben herab anguckt. Mit einem Wort: scheußliche Situationen.

Da geht es in Ihrem Innern wie am schwarzen Freitag an der Börse zu: die Nachrichten überschreien sich. Von draußen wird SOS gefunkt, und Ihr Zehn-Milliarden-Zellen-Computer hinter Ihrer Stirn prüft im Höllentempo die Fragen: Was tust du nun? Wie kommst du da unbeschädigt raus? Wer ist dafür zuständig?

Und während das Großhirn noch verzweifelt die Antworten sortiert, hat Ihr Zwischenhirn längst die Notbremsen gezogen. Das Zwischenhirn ist eine selbstverantwortliche Zentrale, der Sie nichts hineinzureden haben. Dort gibt es ein Organ, das nicht einmal so groß ist wie das Glied eines Ihrer Finger, genauer gesagt: drei Prozent Ihrer Gehirnsubstanz, und Hypothalamus heißt. Dieses Dreihundertstel steuert Ihr autonomes Nervensystem, Hormondrüsen, Ihren Wasserhaushalt, Ihre Körperwärme. Es ist wie in den meisten Verwaltungen, wo viele mit großen Namen ungeheure Reden halten und ein Kleiner auf die Knöpfe drückt.

Darauf steigt zunächst der Hormonspiegel in Ihrem Blut. Ein steigender Hormonspiegel in Ihrem Körper entspricht einer Gehaltsaufbesserung an Ihrem Arbeitsplatz. Temperamentvoller denn je stürzen Sie sich auf Ihre Aufgaben. Genau das tun Ihre inneren Organe, selbst jene, die die Sache gar nichts angeht. Zum Beispiel Ihre Magenmuskeln. Was haben die mit der Auseinandersetzung mit Ihrem Chef zu tun? Und wozu spucken Ihre Magendrüsen bei dieser Gelegenheit Salzsäure aus?

Nun meldet sich auch noch Ihre Blase. Immer in brenzligen Situationen, wenn man doch weiß Gott an andere Dinge zu denken hat, klingelt es im Gehirn, und die Blase möchte dringend entleert werden. Sie fangen an zu schwitzen. Die Nackenhärchen sträuben sich, und wenn Sie Zeit hätten, könnten Sie auch hier: »Wozu?« fragen.

Die Antwort ist schnell gegeben. Der Streß von heute ist nicht mehr der, der er war, als die technische Anlage in Ihrem Innern entworfen und ausgeführt wurde.

Das ist einige hunderttausend Jahre her. Streß war damals der hungrig aufgerissene Rachen wilder Wölfe oder die Krallen eines Fünfzehn-Zentner-Höhlenbären. Streß war gleichbedeutend mit rasanter Flucht, denn nur sie rettete das Leben in einer Zeit, als das Großhirn den Colt und die Maschinenpistole noch nicht erfunden hatte.

Damals hatte das Zwischenhirn noch das große Sagen. Es mobilisierte blitzartig den Rückzug, indem es mit seiner Nerven-Hormon-Kombination den Organismus in Sekundenbruchteilen auf Hundert brachte.

Und das ist so geblieben. Die Wölfe verstauben inzwischen ausgestopft im Museum, und Höhlenbären existieren nur noch als Ritzzeichnungen an Steinwänden. Doch der Hypothalamus fühlt sich noch immer so unentbehrlich wie in den Schneestürmen der Eiszeit.

Sie wundern sich, daß Ihnen beim Streß im morgendlichen Straßenverkehr zur Arbeitsstelle so heiß wird? Der Hypothalamus ist am Werk! Oder daß Sie sich beim Spiel Ihrer Bundesligamannschaft auf dem Bildschirm mit Ihrer Familie verkrachen? Ihr Nebennierenmark schüttet noch immer genauso viel Adrenalin in Ihr Blut wie damals, als Ururgroßvater noch mit der Steinaxt drohte. Oder daß Sie zerspringen könnten, wenn Herr Köpcke in der Tagesschau mit gefaßter Stimme wieder etwas Trauriges über unser Geld vorliest und Sie an Ihr Sparkonto denken? Ihr vegetatives Nervensystem reagiert genau wie seinerzeit, als jemand Ihrer Urzeitmutter die letzte Rentierrippe aus dem Eiskeller zu stehlen versuchte.

Der Mensch hat sich geändert, die Umwelt hat sich verändert, und mit ihr der Streß. Nur die Innenausstattung, die der Mensch bei seiner Geburt mitgeliefert bekommt, ist die gleiche geblieben. Sie ist für ein Freibeuterleben in offener Wildbahn angefertigt. Im Zivilkomfort der Hochleistungstechnik wirkt sie gelegentlich antiquiert. Doch die Lieferung ist nicht rückgängig zu machen. Umtausch hat sich die Lieferfirma verbeten.

Nun könnten wir ja zufrieden sein, daß wir überhaupt eine Schnellautomatik für Umweltstreß besitzen. Wenn der Ablauf auch manchmal anstrengend ist, so funktioniert die Kombination doch noch immer so glänzend wie vor Jahrhunderttausenden, als der Mensch sich erfolgreich bemühte, seine Gestalt aufzurichten. Und er erlebt wahrhaftig auch heute noch genug Schrecken und Todesgefahren. Doch schon mit dem Aufrichten bewies der Mensch, daß er nichts so lassen kann, wie es ist. Und deshalb erfand er einen neuen Streß zum alten: den Eigenstreß.

Der Fünfzehnjährige will schneller auf einen Feuerstuhl, sein Vater schneller an die Spitze, die Schwester schneller in den nächsten Urlaub, die Mutter schneller gesund werden. Und alle wollen schneller zu höherem Einkommen. Haben Sie unter Ihren Wünschen auch etwas, das schneller gehen soll?

Seit wir uns daran gewöhnt haben, den 380 000-Kilometer-Flug zum Mond nur noch nach Stunden und Minuten zu berechnen, finden wir die Wartezeiten zwischen unseren Wünschen und ihrer Erfüllung immer unerträglicher. Unsere Ungeduld bei unseren Wünschen hat sich zu einem der Hauptstressoren der Gegenwart entwickelt.

Ein Stressor ist das, was Streß erzeugt. Stressoren beanspruchen den Organismus um so mehr, je heftiger ihr Eindruck ist. Denken Sie an das blitzende Gebiß zuschnappender Wolfsrachen. Wünsche erreichen stärkere Eindrücke, denn sie verfolgen uns bei Tag und Nacht. Wölfe kann man notfalls erschlagen. Versuchen Sie aber mal Ihren Wunsch nach Lohnerhöhung abzutöten, wenn die Gewerkschaften für vier andere Lohn- und Gehaltsgruppen ihre höheren Lohnforderungen durchgesetzt haben.

Mit den Wünschen fängt alles an. Mit den Auseinandersetzungen mit Nachbar und Maschine in der Umwelt geht es weiter. Von morgens, wenn wir das Auge schlaftrunken öffnen, bis nachts, wenn wir den Schalter am Fernseher ausgedrückt haben. Werktags bei der Arbeit, am Feierabend bei den Überstunden, am Wochenende mit dem Schlangefahren in endlosen Autokolonnen.

Merken Sie noch, wieviel Streß Sie am Tage auszuhalten haben? Wölfe erschienen bei den Urahnen ein- oder zweimal im Jahr. Das Portemonnaie zeigt zehnmal am Tage zähnefletschend seinen leeren Magen. Und jeder Belastung folgt automatisch der Ablauf im Organismus: Alarm, Mobilmachung im Großhirn. Fieberhafte Prüfung der Lage. Inzwischen Umschaltung im Zwischenhirn. Verstärkte Leistung des sympathischen Nervensystems. Verstärkte Tätigkeit innersekretorischer Drüsen. Verstärkte Arbeit des Herzens und der Gefäße, des Atmungssystems, des Magens, des Darms.

Mit demselben ungeheuren Aufwand in Millionen Muskeln und Millionen Drüsenzellen reagiert Ihr Körper auf die verschiedensten Arten von Streß völlig gleich. Die Entdekkung dieses Phänomens gelang dem gebürtigen Wiener Dr.

med. Hans Selye. Dr. Selye wies zugleich nach, daß jede Belastung ihre Grenzen hat. Wird der Streß zu stark, dauert er zu lange an, oder besitzt der Körper kein Reaktionsvermögen mehr, dann versagt der komplizierte Abwehrmechanismus.

Und jetzt sehen Sie sich das Paket Ihrer Wünsche an. An jedem hängt ein Zettel mit der Forderung Eilzustellung. Drehen Sie sich um und schauen Sie einmal auf die letzten Tage zurück: auf Ihr Tempo, Ihre Schrecksekunden, Ihre Gänsehaut, Ihre zusammengebissenen Zähne, lassen Sie noch einmal das Band mit all Ihren Schimpfworten, Kritiken und Flüchen ablaufen.

Zu unserer Großeltern Zeit beschatteten uns Bäume links und rechts an jeder Straße. Heute tut es der Streß. Er begleitet Sie in Schule, Werkstatt und Büro. Er ißt mit Ihnen zu Mittag. Er gibt Ihnen den Peitschenhieb am Nachmittag. Er sitzt Ihnen im Nacken, wenn Sie zu Ihrer Familie in Ihre Wohnung zurückkehren. Er macht sich in Ihrer Küche breit. Er schießt aus dem Fernsehgerät auf Sie. Er läßt sich auf Ihrem Kopfkissen nieder.

Wundern Sie sich nun, daß Ihr vegetatives Nervensystem dauernd Fehlschaltungen hat? Daß Ihr Hormonhaushalt unausgeglichen ist? Daß Ihre Magendrüsen auch dann noch Salzsäure ausscheiden und Ihre Schleimhäute verätzen, wenn Ihr Chef längst weg ist? Daß Sie Geschwüre im Magen und Zwölffingerdarm haben? Daß Ihr Herz auf Hochdruck arbeitet und die Gefäße auf diesen Dauerhochdruck mit Verstopfung antworten? Daß Ihnen die Schilddrüse zu schaffen macht? Daß Sie Zucker haben? An rheumatischen Gelenkentzündungen leiden? Daß Sie nicht mehr schlafen können? Daß Sie jede Erkältung auflesen?

Wundern Sie sich noch, daß die Krankenhäuser immer größer werden und doch nicht alle Kranken mit Herz-, Magen-, Darm-, Lungen-, Leber-, Nierenleiden aufnehmen können?

Zuviel Streß strapaziert unsere Organe und unsere Nerven. Weil wir nervös sind, haben wir es immer eiliger. Weil wir es immer eiliger haben, haben wir immer mehr Streß. Der Streß provoziert Nervosität, unsere Nervosität produziert Streß.

Gibt es eine Chance für Sie, aus diesem Teufelskreis herauszukommen?

Wenn Sie ein wenig aufmerksam mitgelesen haben, werden Sie schon jetzt optimistisch sein. Sie wissen ja: Streß wirkt schlagartig auf das Zwischenhirn und von hier aus auf das vegetative Nerven- und das innersekretorische Drüsensystem. Die Regierung aber, die oberste Instanz über Ihren Riesenzellenstaat Organismus, hat ihren Sitz in der Großhirnrinde.

Sie erinnern sich: hier tagt während eines Streß' eine Untersuchungskommission, die prüft, ob und wie man aus der prekären Augenblickssituation herauskommt. Meist ist schon alles vorbei, ehe hier Entschlüsse gefaßt, darüber abgestimmt und in die Tat umgesetzt werden. Nachher ärgern Sie sich meist: »Das hättest Du so oder so machen können! Dem hättest Du das oder das sagen müssen!« Doch dann ist es zu spät.

Appellieren Sie, wenn Ihre Nervosität Ihnen das Leben verbittert und der Streß Ihnen keine Erfolge auf Ihrem speziellen Gebiet und keine Freude mehr gönnt, an diesen Teil Ihres Gehirns.

In Blitzsituationen schaltet Ihr Zwischenhirn schneller als Ihr Großhirn. Nun haben Sie inzwischen längst erfahren, daß 98 von hundert Ihrer bedrohlichen Situationen immer dieselben sind: derselbe Chef, derselbe Krach, dieselbe Straße, dieselben Ellenbogentaktiken. Nur zwei Prozent aller Gefahrenmomente sind Streß im Sinne des Erfinders Ihres inneren Mobilmachungsfahrplans. 98 mal zu oft versetzt Ihr Zwischenhirn Ihren Organismus in den Zustand drohender Lebensgefahr. Veranlassen Sie Ihr Großhirn zur Einwirkung.

Das neue Anti-Streß-Programm

Wenn Streß Ihren Körper zur Staatsverteidigung veranlaßt, muß Ihr Großhirn tatenlos den komplizierten Abläufen in den Organsystemen zusehen. Was seit Ewigkeiten programmiert ist, kann nicht von einem Sekundenentschluß aufgehalten oder verändert werden. Doch eines können Sie: neue Programme entwickeln, die das uralte Streßprogramm nicht mehr sinn- und pausenlos wie einen abgedroschenen Film über die Leinwand zittern lassen.

- Legen Sie jetzt Ihre Zeitung beiseite und machen Sie so lange, wie Sie gelesen hätten, Atemgymnastik: Atmen Sie so tief aus, als wollten Sie Ihren Nabel an die Wirbelsäule und Ihr Zwerchfell gegen die Schlüsselbeine drücken. Atmen Sie gelöst, nicht verkrampft. Werden Sie frei und ruhig. Die Ruhe wird sich in Ihrem Körper ausbreiten und Ihr vegetatives Nervensystem stärken.
- Lassen Sie die Sendung im Fernsehen laufen, legen Sie sich auf den Teppich und fahren Sie gegen die Zimmerdecke Rad. Fahren Sie in Gedanken fünfmal um Ihren Häuserblock. Dann dürfen Sie sich wieder hinsetzen.
- Reißen Sie sich während einer Arbeit vom Stuhl. Machen Sie an der Türfüllung fünf Klimmzüge. Auf dem Korridor Liegestütz oder Kerze. Laufen Sie, wo Sie können, auf der Stelle. Heben Sie den Bürostuhl mit gestreckten Armen zwanzig Mal bis in Höhe der Nasenspitze. Dann arbeiten Sie weiter.
- Gehen Sie vor dem Abendbrot an die frische Luft und nehmen Sie Ihre Familie mit. Legen Sie einen Dauerlauf ein. Gehen Sie Ihrem Streß an die Gurgel.

Einer von Ihnen bleibt auf der Strecke. Wenn Sie den Überstreß nicht fertigmachen, wird er Sie fertigmachen. Glauben Sie nicht, daß Sie noch Zeit hätten. Es ist später, als Sie denken.

Als Partisan gegen den Überstreß brauchen Sie Drill. Sie irren sich, wenn Sie glauben, Sie könnten diesem Burschen mit dem kleinen Finger beikommen.

- Halten Sie an der nächsten nassen Wiese an. Steigen Sie aus Ihrem Auto, ziehen Sie Schuhe und Strümpe aus und laufen Sie fünf Minuten barfuß über die nasse Wiese. Dann nur das Wasser abgestreift und unabgetrocknet in die Strümpfe und Schuhe. Jetzt noch auf der Stelle gehüpft und weiter geht's.
- Fahren Sie nie länger als eine Stunde. Schütteln Sie dann kräftig die Verkrampfung aus Ihren Beinvenen. Vertreiben Sie mit zwanzig Kniebeugen den Rost aus Ihren Kniegelenken. Lockern Sie mit Rumpfbeugen und Verneigungen Ihre Wirbelsäule. Blicken Sie auf den Baum da hinten in der Ferne, dann auf Ihren Daumen vor der Nasenspitze, dann wieder auf den Baum. So stärken Sie Ihre Augenmuskeln.
- Halten Sie an einem Bach oder Teich. Tauchen Sie ins Wasser, bürsten Sie sich mit einer Bürste aus Naturborsten von den Füßen und den Händen in langen Strichen zum Herzen. Bürsten Sie sich ausgiebig. Das Bürsten, nicht der Überstreß muß Ihnen warm machen. Tauchen Sie noch einmal ins Wasser, schütteln Sie sich wie ein Pudel, streifen Sie das Wasser mit den Händen ab, und schnell in Hemd und Kleider. Ihr innersekretorisches System, Herz und Haut atmen neu belebt. Jetzt ist es der Streß, den Sie k.o. geschlagen haben.
  Doch er steht wieder auf.
- Gehen Sie, wenn Sie das nächstemal in die Stadt kommen, ins Museum. Besehen Sie nur ein Bild, eine einzige Plastik fünf oder zehn Minuten lang. Dann gehen Sie wieder und kümmern sich nicht um das andere, was noch dort hängt und steht.

Sie können auch ein Altarbild in einer Kirche betrachten. Eins ist genug. Wer tausend Bilder besieht, hat keines gesehen. Erinnern Sie sich an die letzte Fernsehwoche. Wissen Sie noch, was Sie gesehen haben? Über was Sie sich so schrecklich aufgeregt, geärgert, geschimpft und nachher nicht geschlafen haben? Es ist vergessen. Nur Ihre Nervosität ist ernster, Ihre Organsysteme sind schwächer dabei geworden.

Jetzt wissen Sie, warum. Sie denken an die Nerven-Drüsen-Kombination, die alle Organe Ihres Körpers auf Übertouren laufen lassen kann. Bis heute konnten Sie sagen, das hat mir keiner gesagt.

Jetzt helfen wir Ihnen, die Mitte wiederzufinden, in der allein sich der Pegel Ihrer Nervenaktionen und Hormonausschüttung wieder auf die Norm einpendeln kann.

Dazu gehört auch, daß Sie einmal Ihre Wunschliste kontrollieren. Die meisten unserer Wünsche tarnen sich als harmlose Selbstverständlichkeiten, für die wir schon lange nicht mehr zu danken gewohnt sind. Das ist ein Fehler, der sehr zu unserem heutigen Alltagsstreß beiträgt.

Vielleicht entdecken Sie, daß Ihre Wunschliste zu lang ist. Fangen Sie an zu streichen. Jede Streichung wird Ihren Streß kleiner und Ihre Gesundheit größer machen. Probieren Sie es!

Alltagsstreß

Gefahrenmomente im Straßenverkehr
Chronische Berufshetze, Überforderung
Risikounternehmungen
Ständiger Bewegungsmangel
Verzicht auf Erholungspausen
Feierabend mit Großaufregung bei Krimis usw.
Lärmteppich von Baustellen, Motoren, Maschienen
Extreme Temperaturen
Ärger um Geld
Ein Berg von Wünschen

Schreck-, Haß-, Angst-, Entsetzen- und Ekel-Situationen
Unfall und Krankheit

Folgen von Dauerstreß

Geschwüre des Magens
Geschwüre des Zwölffingerdarms
Gestörtes Sexualverhalten
Schwächung der Abwehrkraft gegen Infektionen
Depressionen
Vegetative Dystonie
Erhöhte Unfallbereitschaft
Drogenmißbrauch
Herzbeschleunigung
Bluthochdruck
Vermehrte Angstzustände
Koliken
Gereiztheit und Nervosität
Schlaflosigkeit
Wachsende Unzufriedenheit
Aggressionsbereitschaft
Ehe- und Familienkrisen
Gefahr von körperlichen, wirtschaftlichen und finanziellen Katastrophen

Streßfolgen werden gemildert durch:

Baldrian-Tropfen
Melissentee
Hopfenaufguß
Lavendel-Kräuterkissen
Aussprache

VI
Depressionen

Das moderne Überlebensprogramm

Vorübergehend für Stunden oder für wenige Tage haben Sie vielleicht auch schon einmal eine Depression erlebt: beim Tod eines geliebten Menschen. Bei der Trennung von jemandem, an dem Sie sehr gehangen haben. Bei einer Krise in der persönlichen Entwicklung. Einem Fehler, den Sie sich seufzend als schwerwiegend eingestehen mußten. Nach mißbrauchtem Vertrauen, Krankheit in der Familie. Vielleicht auch anläßlich einer Existenzbedrohung, oder weil wir jemanden verletzt haben.

Wer will behaupten, sein Leben sei von Enttäuschung und bitteren Niederlagen freigeblieben?

Und doch ist es bei uns dann irgendwie weitergegangen, während andere, die unglücklicher waren als wir, die letzte Tür hinter sich zuschlugen. Fragen wir sie, die sich zum Tode verurteilen, woher es kam, daß ihre Depressionen so viel folgenschwerer waren. Vielleicht erhalten wir daraus die Antwort, ob und inwieweit auch wir gefährdet sind, und wie wir uns davor schützen können.

In einer Kleinstadt nimmt der Kraftfahrer B.S., 28, eine Überdosis Schlaftabletten. Beim Kartenspiel hat man ihn verdächtigt, ein Portemonnaie mit 60 Mark vom Tisch gestohlen zu haben. »Ich bin kein Dieb. Alles Gute«, sind seine letzten Worte, die er seiner Frau und seinem dreijährigen Jungen hinterläßt.

In einem hessischen Dorf zieht sich eine Schülerin, 14, auf einem Baugerüst neben ihrem Elternhaus eine Schlinge um den Hals. Sie hat eine Freundin im Nachbarort besucht und nicht aufgepaßt, wie die Zeit verging. Als sie aufbrechen will, ist es zu spät und sie übernachtet bei ihrer Freundin. Weil sie annimmt, die Eltern werden ihr nicht glauben und sie bestrafen, bestraft sie sich selbst mit dem Tod.

In Graz springt eine andere Vierzehnjährige vom neunten Stock eines Hochhauses. Sie hat in einer Prüfung in Französisch Fehler gemacht und eine 5 bekommen. Dieses Versagen ist nach ihrer Ansicht ein todeswürdiges Verbrechen.

In Heilbronn vergiftet sich ein Liebespaar, die 15jährige Ingrid und der 17jährige Fernmeldelehrling Jürgen, mit Schlaftabletten. »Lieber Vater«, schreibt Ingrid, »ich glaube, ich bekomme ein Kind. Ich möchte dir diese Schande nicht antun.« Sie glaubt es, und es stimmt gar nicht. Doch schon der Glauben an »Schande« stürzt zwei junge Menschen in eine tiefe Depression, die genügt, um Schluß zu machen.

In einer Stadt am Rhein stürzt sich ein Richter in den Fluß und ertrinkt. Er hat in seinem Beruf als Richter in 3000 Prozessen das Urteil gesprochen. Doch keines war so hoch wie das, das er über sich selbst verhängt. Und wofür? Nachdem er mit seiner Pensionierung Amt und Arbeit verliert, weiß er nicht, womit er sich sonst beschäftigen soll.

Dies sind sechs Selbstmorde von den 35 bis 40, die Tag für Tag in der Bundesrepublik verübt werden. Dies sind nur sechs von tausend Menschen, die sich jeden Tag auf der Erde das Leben nehmen, dieses einmalige und kostbarste Geschenk Gottes an den Menschen. Zwölftausend Väter, Mütter und Kinder setzen jährlich in der Bundesrepublik mit dem Tod von eigener Hand den Schlußpunkt unter ein Leben, das von Depressionen erschüttert wurde.

Entsetzliche Schuldurteile in einer Zeit, die die Todesstrafe als inhuman für immer abgeschafft hat. Doch diese Unglücklichen, die sich selbst richteten, kannten für sich nur die unbarmherzigste Strafe, die keine Begnadigung kennt. Sie löschten sich aus. Und sie sind nicht die einzigen.

50 000 Jugendliche und 80 000 junge und ältere Frauen ertränken ihr auswegloses Leben in Alkohol, in Bier, in Wein

und Schnaps; eine andere Art von Selbstmord. Und auch mit ihnen ist die erschütternde Reihe noch nicht zu Ende. Unter uns gibt es noch mehr Tote:

18 000 Minderjährige wurden polizeilich ermittelt, weil sie gegen das Rauschgiftgesetz verstießen. Die Dunkelziffer jener, die nicht ermittelt wurden, ist zehnmal höher und zeigt, welches erschreckende Ausmaß diese Flucht in den Tod in der Gegenwart angenommen hat. Denn auch das Untertauchen in Drogen ist eine Variante des Selbstmordes, des Verzichtes auf Leben.

Finden Sie diese Zahlen schon bestürzend, so muß Sie noch mehr die Tatsache ängstigen, daß der Wunsch zu sterben trotz aller Fortschritte der Medizin, der Psychologie, der Biologie und Chemie nicht ab-, sondern immer weiter zunimmt.

Sind wir etwa heute unter der Vorherrschaft der Technik anders gefährdet als die Generation vor uns? Werden wir nicht mehr in Kriegen verwundet und getötet, sondern von Luft- und Wasserverschmutzung, von wachsendem Streß, vom zunehmenden Lärm des Verkehrs und der immer härter werdenden Beanspruchung in Beruf und Gesellschaft? Werden wir Invaliden der Depression, wie unsere Eltern Invaliden der Brandbomben und Luftminen wurden?

Die Menschen, die unter Depressionen leiden, gehören jedem Alter und jedem Geschlecht an, sind reich und arm. Doch eine sonderbare Übereinstimmung bemerken wir bei allen. Vielleicht bringt das uns der Lösung des Rätsels näher.

Jedesmal lösten ein ichbezogenes Erlebnis oder eine nicht alltägliche Tat die Depression aus, die sich dann in der Kurzschlußhandlung der Selbstvernichtung entlädt.

Sie alle haben sich etwas aufgehalst, das zu schwer für Sie ist. Sie tragen atemlos an einer Last, die sie niederdrückt. Niederdrücken heißt lateinisch deprimere. Wer niedergedrückt wird, ist deprimiert und leidet unter einer Depression. Doch wie kommt es, daß ein Erlebnis, das den einen bedrückt und tief herabstimmt, den anderen weniger berührt? Alle jungen Liebespaare erleben an irgendeinem Tag ihre erste sexuelle Vereinigung, bei der ihre Körper ineinander eindringen und verschmelzen. Doch nur eins begeht danach Selbstmord.

Dieses Paar kann sich aus dem Stadium der Scham: »Was haben wir gemacht?!«, der Reue: »Das durften wir unseren Eltern nicht antun!« und der Trauer: »Wie konnte das überhaupt geschehen?« nicht mehr befreien, aus der sich die anderen Paare früher oder später ganz selbstverständlich lösen.

Auch Sie kennen diese Gefühle: Trauer, Reue, das Gefühl, vollkommen erledigt zu sein. Sie sind nicht etwa nur an das erste Liebeserlebnis gebunden.

Es gibt immer wieder herausragende Ereignisse im Leben: Ein Bausparer betritt zum ersten Mal sein Häuschen. Oder: Nach harter Arbeit und schwierigen Prüfungen steigt jemand in einen neuen, erfolgreichen Beruf um. Oder: Die Pensionierung nach einem Leben voller Sorgen und Arbeit. Oder: Nach neunmonatiger Schwangerschaft hält die junge Mutter ihr Neugeborenes im Arm.

Was bewegt einen Menschen in all diesen ersten Stunden? Ein schweres, oft erbittertes Ringen liegt hinter ihm, eine »Geburt« mit allen Wehen und Schmerzen hat seine Kräfte beansprucht. Er fühlt sich wie ausgeleert, zerschlagen, fertig, am Ende. Vielleicht weint er vor Erschöpfung.

Doch von Minute zu Minute kehren seine Lebensgeister zurück. Schritt für Schritt bewegt er sich in eine neue Gefühlswelt hinüber. Die Trauer verblaßt. Er spürt, wie er stolz auf das Erreichte wird. Schnell sind Anstrengungen, sind Schmerzen vergessen.

Aus der Frau ist eine Mutter geworden.

Aus dem Lehrling ein Meister. Aus dem an seinen Arbeitsplatz Gebundenen der freie Pensionär, Herr seiner eigenen Entschlüsse. Sie haben ein neues Stockwerk des Lebens erreicht. Freude erfüllt sie.

Der Depressive jedoch kommt nicht auf die Plattform der Freude. Er bricht nach seiner Tat zusammen. Er weiß nichts von dem alten chinesischen Weisheitswort: Fallen ist keine Schande, aber liegenbleiben.

Das Liebespaar, das den ersten Verkehr hatte, empfindet sein Tun als verwerflich. Alt zu werden und aufzuhören mit der Arbeit bedeutet, für Depressive eine Schande.

Testen Sie sich und andere auf depressive Veranlagung

Trauergedanken kehren »endlos« wieder
Kindliches Jammern wegen angeblicher Versündigung
Klagen über Schweregefühl in den Beinen und der Brust
Zu vertrauensselig und leicht auszunutzen
Zu bequem und daher leicht zu betrügen
Widerstandslos und allzu nachgiebig
In schlaflosen Nächten wird über Schuld und Schulden gegrübelt
Träges Lebenstempo
Wird mit einer Arbeit nicht fertig, geht abends nicht ins Bett, kommt morgens nicht heraus
Pechvogel, hat zwei linke Hände
Mißerfolge häufen sich auffallend
Fühlt sich wie im Gefängnis
Kommt im Gespräch, bei Besuch usw. zu keinem Ende

Testfragen zum Thema Depression:	**ja**	**nein**
● Finden Sie, daß es anstößig ist, sich auf der Straße zu freuen, auf der bei uns bekanntlich kaum jemand lacht?	☐	☐
● Halten Sie einen Mißerfolg in der Liebe für eine Erniedrigung?	☐	☐
● Glauben Sie, daß ein Fehlschlag im Be-		

ruf Ihr Ansehen unheilbar beeinträchtigt? ☐ ☐

- Können Sie sich vorstellen, daß Sie in einer Ehekrise einen Psychotherapeuten zu Rate ziehen, wie Sie sich bei einer Angina von Ihrem Hausarzt beraten lassen? ☐ ☐
- Fürchten Sie, daß Sie weniger bedeuten, wenn Sie einen kleineren Wagen als Ihr Nachbar oder Ihre Berufskollegen fahren? ☐ ☐
- Sitzen Sie abends allein und rechnen Sie sich vor, was Sie am Tage falsch gemacht haben? ☐ ☐
- Fühlen Sie sich morgens nach dem Aufstehen müde, nach dem Mittag kaputt, nach Feierabend mürrisch und können Sie dann, wenn Sie zu Bett gegangen sind, nicht einschlafen? ☐ ☐
- Klagen Sie darüber, daß Sie erfolglos sind, vom Glück übersehen werden, unterbezahlt sind, keine Anerkennung finden und in einer zu geringen Stellung arbeiten? ☐ ☐
- Denken Sie häufig, wenn Sie sich mit Ihrer Ehe beschäftigen: Das hättest du nicht tun dürfen? ☐ ☐

Falls Sie diese Testfragen mit Ja beantworten, erleben Sie in Ihren Gefühlen den Trauersektor zu intensiv. Sie machen sich die heftigsten Vorwürfe. Sie haben Ihrer Meinung nach vieles dumm angestellt. Sie hätten vieles anders machen müssen.

Alle, die ihr Leben oder größere Abschnitte darin für einen Fehler ansehen, hören die Stimme der Anklage: Du hast etwas getan, was du nicht tun durftest. Es ist ihre eigene Stimme. Sie hören die Stimme des Richters: Du bist schuld! Es ist ihre eigene Stimme, die sie verurteilt. Sie sehen sich und ihr Tun durch ein Vergrößerungsglas. Daß alle ihre Mitmenschen täglich Fehler machen, wollen sie nicht wahrhaben. Sie wollen unfehlbar sein.

Gibt es keinen Ausweg?

Die pharmazeutische Industrie beobachtet mit Erstaunen, wie die Kreise der Verzweifelten im Laufe unseres Jahrhunderts in allen Ländern immer größer werden. Immer mehr heben flehend die Hände und bitten um Hilfe.

Nach dem Zweiten Weltkrieg werden die Psychopharmaka als Waffen gegen alle Nuancen der Depression von der leichten Verstimmung über den Katzenjammer bis zur Melancholie entdeckt, produziert und als Soforthilfe angeboten.

Wer seine Fehler durch ein Vergrößerungsglas betrachtet, möchte sein schlechtes Gewissen genauso loswerden wie der Grippekranke seine Viren. Wer sich dauernd selbst anklagt, möchte endlich von der Anklagebank herunter.

Er geht in seine Stammapotheke und kauft etwas gegen den Druck auf seiner Brust, den Ring um die Stirn, gegen das Schweregefühl in den Beinen, die chronische Müdigkeit.

Hiob sieht sich aus seiner Misere erlöst. Es gibt eine Sonnenbrille für die Seele. Die büßende Magdalena hört auf, die Kopfkissen naß zu heulen. Sie hat das Keep smiling für ihr Innenleben in der Hand. Eine Tablette auf die Zunge gelegt, mit einem Schlückchen Wasser hinuntergespült, und die Heulsuse erblüht zur Goldmarie, die die Welt in rosarot und himmelblau sieht.

Doch die Psychiater, von Haus aus schon durch säuerliche Mienen ausgezeichnet, blicken nun vollends sauer. Diese Medikamente, so warnen sie, sind keine harmlosen Pfefferminzplätzchen, sondern höchstgefährliche Selbstschüsse. Sie ändern das Bewußtseinserlebnis des Tablettenkonsumenten. Machen ihn betriebsam, wenn er zu schläfrig ist. Machen ihn schläfrig, wenn er zu betriebsam ist, je nach ihrer chemischen Zusammensetzung.

Tabletten – keine Lösung

Doch die Schulden, die sich jemand aufgeladen hat, nimmt ihm keine Tablettenpackung ab. Die Brieftasche wird nicht voller, der Ehemann nicht schöner, der Chef nicht beförderungsfreudiger, die Schwiegereltern nicht einsichtiger und die Konkurrenz trifft nicht der Schlag, wenn man sich etwas mit den magischen Namen wie Antidepressiva oder Tranquilizer einverleibt.

Goldmarie erlebt die Morgenröte süßer Zukunftshoffnung lediglich hinter ihrer Stirn. Der Alltag vergoldet sich für den Tabletten schluckenden Hans im Glück nur in einem Winkel seiner Hirnrinde. Draußen wachsen die Brennesseln weiter.

Zehntausende haben im Apotheker schon den Mann gesehen, der ihnen ein Leben ohne Fehler, Schuld und Schulden verkaufen könnte. Doch soweit haben es unsere Chemiker leider noch nicht gebracht. Deshalb sollten Sie mit quälenden Unlustgefühlen, zwanghaftem Erbrechen, locker sitzenden Tränen, mit einem entmutigten Herzen und überzogenem Fehlerkonto zunächst zu einem Fachmann gehen und seinen Rat einholen. Er verschreibt Ihnen gezielt, was Sie brauchen. Und er achtet darauf, daß ein Mittel, das zur Abhängigkeit führen könnte, nicht außer Kontrolle gerät. Wie es so vielen passiert, die ihr eigener Arzt sind und sich auf eigene Faust behandeln.

Da wir alle die Anlage zur Trauer haben, ist niemand von uns sicher, ob sich diese Trauer eines Tages nicht spontan nach einem Schicksalsschlag oder schleichend zur Melancholie und schweren Depression auswächst. Genauso wenig wie wir sicher sein können, daß sich an irgendeinem Organ in unserem Körper eine krebsige Wucherung bildet. Der Kampf gegen den Krebs hat globales Ausmaß. Regierungen unterstützen ihn mit Milliardenfonds. Jeder ist zur Vorsorge und regelmäßigen ärztlichen Untersuchung aufgerufen, denn je frühzeitiger ein Krebs erkannt wird, desto größer sind die Heilungschancen.

Der Kampf gegen die Depressionen ist dagegen noch immer Sache des einzelnen oder seiner Familie, die weder über das Ausmaß noch die Gefährlichkeit dieser Krankheit unterrichtet sind. Vielleicht wollen manche von uns aber auch gar nicht allzuviel von diesem weitverbreiteten Leiden wissen, akzeptieren sie nicht als Krankheit.

Die Psychiatrie klagt mit den Professoren Reulich und Fresman über die »verwirrte Terminologie«, die die Verständigung erschwert, und darüber, daß »unser Wissen in Bezug auf die ursächlichen Faktoren dürftig ist«. Sie nennt die Behandlungsmethode der Wahl in der Klinik den Elektrokrampf.

Es gibt angesichts der vielen Toten, die diese grausame Krankheit fordert – man rechnet mit 20 000 Selbstmordkandidaten allein im Schüleralter in der BRD – noch immer kein Langzeitprogramm gezielter Forschung, geschweige denn ausreichende Mittel, um bedrohte und untergehende Menschenleben zu retten. Auch bei der Depression heißt es: je frühzeitiger sie erkannt wird, desto größer sind die Chancen, sie zu heilen.

Wie bei jeder Krankheit gibt es auch bei der Depression zwischen leichten bis zu den schwersten alle möglichen Verlaufsformen. Die leichten Fälle werden gewöhnlich nicht erkannt. Ihre Symptome werden nur vom Fachmann als zu einer depressiven Störung zugehörig diagnostiziert. Die schwersten Fälle befinden sich in der geschlossenen Abteilung einer psychiatrischen Klinik.

Jeder von uns fühlt sich irgendwann einmal niedergeschlagen. Das Leben bringt es mit sich, daß man gelegentlich zu Boden geht. Wir können nicht jeden Tag gewinnen.

Doch wenn es bei Ihnen Niederschläge am laufenden Band hagelt, wenn Sie gar nicht mehr auf Ihre Beine kommen, sollten Sie stutzig werden. Erkundigen Sie sich nach einem Fachmann, mit dem Sie Ihre Probleme besprechen können. Kehren Sie das dumme Vorurteil in den Mülleimer, man gehe nur mit einer Geisteskrankheit zum Nervenarzt, zum Psychiater oder zum Psychotherapeuten. Wer so denkt, verliert kostbare Zeit und verschlimmert seine Symptome unnötig.

Ist Ihr Kind faul in der Schule, ist etwas faul mit seiner Gesundheit. Ein gesundes Kind ist nicht faul. Faul ist nur ein Kind mit depressiven Anteilen. Es ist rückständig, Kinder zu strafen, anstatt sie zu heilen.

Fällt Ihrem Mann die Arbeit immer schwerer, klagt er über Konzentrationsverlust, erfindet er im Bett Ausreden, warum er nicht zu Ihnen kommt, so hat er auf Pessimismus geschaltet. Vorsicht, hier besteht Gefahr!

Gefährdete Lebensabschnitte

Besondere Gefahrenzeiten für Depressionen sind Pubertät und Wechseljahre.

In der Pubertät nimmt der Jugendliche Abschied von der Ungebundenheit, der Freiheit, von den Märchen und Träumen der Kindheit. Ein Abschied ist schon allein Anlaß zur Trauer. Doch in der Pubertät summiert sich zu dieser Trauer die Anstrengung des Körpers, in dem jetzt ein völlig neues Organsystem zu funktionieren beginnt und in alle Teile des Organismus hineinwirkt. Die Keimdrüsen stellen den Jugendlichen vor erhebliche Schwierigkeiten. Depressionen liegen in der Luft.

. . . wie in der Zeit der Wechseljahre, die man eine rückläufige Pubertät nennen könnte: Es heißt Abschied von der sexuellen Vollpotenz nehmen. Sind Sie eine Frau, so reifen Ihre Eizellen nicht mehr aus, Ihre Menses hört auf. Sind Sie ein Mann, so verändern sich bei Ihnen Hoden und Samenzellen. Die Intensität der geschlechtlichen Gefühle läßt bei Mann und Frau nach. Während der Pubertierende allmählich in den Beruf hineinwächst, scheidet der Berufstätige nach den Wechseljahren mit der Pensionierung aus dem Arbeitsleben aus.

Kein Anlaß zur Heiterkeit! Man kommt sich zunächst kaltgestellt, überflüssig und völlig unwichtig vor. Es dauert seine Zeit, bis man das neue Lebensalter zu genießen anfängt. Bis dahin sollte die Umwelt jedoch vorausschauend Rücksicht üben.

So sollten Sie als Vater und Mutter zum Beispiel bei Jugendlichen mit Pubertätskomplikationen sich jeden Tag wenigstens einmal vor Augen halten, daß die Zeit kommen wird – und zwar vielleicht schneller, als Sie es sich heute eingestehen wollen –, in der Sie genau dieselben Umstellungsschwierigkeiten haben werden wie Ihre Kinder.

Die Kinder tun sich hart, in ihren Beruf und ihren Sex hineinzukommen. Sie werden sich genauso hart tun, aus Ihrem Beruf und aus dem Vollsex herauszukommen. Vielleicht wird dies für Sie sogar eine noch schmerzlichere Erfahrung sein. Sie sind Leidensgenossen. Nur leider nicht zur gleichen Zeit, sonst würden beide Lebensalter bestimmt mehr Rücksicht üben.

Unterlassen Sie zerstörerische Selbstkritik
Schenken Sie sich Ihre Selbstanklagen. Sie machen Geschehenes nicht wieder ungeschehen
Bereiten Sie sich und anderen öfters eine unvermutete echte Freude
Messen Sie Mißerfolgen keine übertriebene Bedeutung bei

Ihre Nachgiebigkeit sollten Sie nicht länger ausnutzen lassen Begreifen Sie, daß Sie nicht der Gefangene Ihres Schicksals sind
Zu trauern, weil man verlassen worden ist, wäre Zeitverschwendung, und denken Sie stets daran: Fallen ist keine Schande, aber Liegenbleiben!

Rezepte gegen Depressionen

- Wenn Sie es gut mit sich meinen, dann – seien Sie gut zu anderen. Die Freude, die Sie jemandem mit einem unverhofften Geschenk gemacht haben, strahlt auf Sie zurück.
- Wann haben Sie zum letzten Mal versucht, nicht für sich, sondern nur für einen anderen da zu sein? Sich mit seinen Problemen zu befassen? Auf ihn einzugehen? Ihn mit einer echten Hilfsaktion weiterzubringen?
- Wer neue Ziele sucht, Rückschläge aus eigener Kraft überwindet, Vorsätze auch verwirklicht, hat sich selbst das beste Rezept gegen Depressionen ausgestellt.
- Sagen Sie sich: Andere sind mit ganz anderen Problemen fertig geworden. Was die können, schaffe ich schon lange.
- Hören Sie auf, sich für vom Leben benachteiligt zu halten, nur weil Ihre Empfindungen, Ihre Gefühle Sie stärker beeinflussen als den Durchschnitt der Menschen.
- Denken Sie an die glücklicheren Stunden Ihres Lebens. Wahrscheinlich haben Sie diese Glücksmomente auch viel intensiver empfunden.

Und das sollte Ihnen mehr als ein schneller Trost sein: Mit Ihrer nächsten Depression selbst fertig zu werden, ist schon Glücksgefühl genug.

Sie litten an Depressionen

Der Filmstar **Marylin Monroe** *nahm Schlaftabletten*

Der Dichter **Heinrich von Kleist** *verübte Selbstmord am Wannsee*

Der Nationalökonom **Friedrich List** *erschoß sich in Kufstein*
Der Schriftsteller **Kurt Tucholsky** *verübte Selbstmord bei Göteborg*
Der Dichter **Ferdinand Raimund** *erschoß sich*
Der Schriftsteller **Ernest Hemingway** *erschoß sich*
Der Komponist **Robert Schuman** *stürzte sich in den Rhein*
Der Maler **Vincent van Gogh** *verübte Selbstmord*
Der Filmstar **Renate Ewert** *tötete sich mit Schlaftabletten*
Der Arzt und Physiker **Robert Julius Mayer** *sprang aus dem Fenster*

VII
Aroma-Therapie

Schnuppern Sie Gesundheit

In Bädern von duftenden Kräutersäften verjüngt sich Medea, eine Königstochter in Kolchis. Sie führt der Generation, die unmittelbar vor dem trojanischen Krieg lebt, ihr Verjüngungswunder öffentlich in Griechenland vor. In ihrem Zauberbad verwandelt sie einen alten, stinkenden Schafbock in ein süßes Lämmchen. Seither sammeln in der ganzen Welt pflanzenkundige Frauen aromatische Kräuter in der Hoffnung, das große Rezept Medeas wieder zu entdecken.

Unzählige Duftpflanzen haben in den Jahrtausenden bis zu uns ihre sensationellen Wirkungen auf den Menschen bewiesen. Eine riesige Pflanzenbibliothek ist in allen Sprachen der Erde entstanden. Sowohl die Medizin als auch die kosmetische Industrie zogen bleibenden Nutzen aus dem Segen des Wohlgeruchs der Kräuter, Sträucher und Bäume.

Vom Safran schwärmen schon König Salomon in Jerusalem und der Sänger Homer in der griechischen Trabantenstadt Smyrna. Medea trägt wie jede Frau, die »in« ist, selbstverständlich nur Kleider, die mit Safran gefärbt sind. Im alten Rom ist Safran das beliebteste Parfum. Alle Theater und Tempel duften nach den getrockneten Narben von Millionen Krokusblüten, die aufregende junge Sklavinnen in ihren Händen zerreiben, um die Luft mit Wohlgeruch zu erfüllen. Bei Partys bilden frische Krokusblüten safranduftende Teppiche unter den nackten Füßen der Jeunesse dorée.

Parfum ist entstanden aus *per fumum*, zu deutsch: durch Rauch. Als Rauch haben alle Völker die belebenden, hypnotisierenden und inspirierenden Wohlgerüche der Pflanzenwelt zu den Himmeln ihrer Götter aufsteigen lassen.

Da jedoch alles, was fromm und heilig ist, auch fähig ist, Menschen von der Last des Alltags mit seinen Leiden und Tränen zu erlösen, werden Pflanzen zu Medizin. »Der Duft wohlriechender Wurzeln, Rinde, Zweige, Blätter, Blüten und Früchte bringt jede Krankheit zum Stillstand«, verkündet der Medizinmann in Tibet. Schon im tiefsten Altertum können Sie den chinesischen Arzt am Krankenlager eine Lampe entzünden sehen, der aromatische Dämpfe entströmen. *Per fumum*, durch Rauch, wird der Kranke wieder hergestellt.

Rauch heilt alle Leiden. Sowohl gegen organische als auch gegen psychische Unpäßlichkeiten wird Parfum benutzt. Der Liebeskranke entdeckt immer extravagantere Parfums, um auf sich aufmerksam zu machen, damit ihn jemand von den Leiden seines Alleinseins befreie. Sucht ihn jemand auf, der wie er leidet, hält er ihm seine Nase hin. Wozu?

In frühen Zeiten paradiesisch-menschlicher Zustände verrät der Geruch dem Menschen, was ihm gut tut und was nicht. Der Geruch ist ein untrüglicher Sinn. Ganze Völker reiben zur Begrüßung die Nasen aneinander. Man beschnuppert sich. Nachher sagt man: »Ich kann diese Person nicht riechen!« Was man nicht »riechen« kann, macht einen krank. Man wendet sich mit hocherhobener Nase ab.

Erst als der Mensch von den Unzulänglichkeiten des Paradieses die Nase voll hat, beginnt er sich für die Technik zu interessieren. Er fängt an, mit dem Feuer zu spielen. Und das hat weitreichende Folgen. Als er den Fuß in die industrielle Welt setzt und die Natur verläßt, ist es mit der Nase vorbei. Augen und Ohren entthronen den Geruchssinn. Was der Mensch bisher gerochen hat, lernt er jetzt begreifen. Das ist ein großer Unterschied! Der Geruch ist ein Gefühl, undeutlich, nicht definitiv und statistisch zu beschreiben. Zu begreifen ist nur der Gegenstand, den man mit den zehn Fingern der greifenden Hände messen und nach dem optischen Eindruck exakt beschreiben kann. Je weiter die Industrie in der

Hochzivilisation fortschreitet, desto geringer wird der Geruchssinn gewertet. Man gibt nichts mehr auf die Nase. Anstatt die Nasen zu reiben, reicht man sich die kühlen Hände. Und auch die Tabletten duften nicht mehr.

Es wird höchste Zeit, daß Sie jemand daran erinnert, daß Sie eine Nase haben. Zwischen zehn bis zwanzig Millionen Geruchsantennen sind auf fünf Quadratzentimetern unter dem Dach Ihres Nasengewölbes installiert, um Sie den Duft der großen, weiten Welt einfangen zu lassen. Diesen Duft, von dem der Mensch des 20. Jahrhunderts schon nicht mehr weiß, wie wohltuend und heilkräftig er sein kann.

Von Ihren Geruchsantennen führen Kabel in den stammesgeschichtlich ältesten Teil Ihres Endhirns, in das Riechhirn. In ihm befinden sich Teile des Steuerungszentrums, das Ihre gesamten Lebensfunktionen reguliert. Hier wird Ihre Atmung überwacht, Ihre Verdauung gelenkt, Ihr Stoffwechsel eingestellt, Ihr Wasserhaushalt ausgeglichen, werden Ihre Sekretionen veranlaßt. Von hier werden Ihre Affekte mobilisiert, Ihr Sexus in Fahrt gebracht und Ihre Antriebe angeheizt. Alles unter engster Mitarbeit Ihres Geruchssinnes. Er ist noch immer up to date. Auch wenn die Schulmedizin ihn in ihren Lehrplänen schlimmer als stiefmütterlich behandelt. In einem medizinischen Lehrbuch der Physiologie, in dem die Grundlagen des Lebensgeschehens und der Organfunktionen beschrieben werden, sind dem Gesichtssinn siebenundsiebzig Spalten, dem Gehör einundvierzig Spalten und dem Geruchssinn ganze fünf Spalten gewidmet. Verstehen Sie nun, warum Medikamente keinen Wohlgeruch mehr verbreiten?

Für küssen und riechen hat die alte heilige Sprache der Inder, das Sanskrit, das gleiche Wort. Wir haben viel verloren, seitdem wir das Riechen aufgaben. Das Riechhirn ist gegenüber dem Neuhirn seit Jahrzehntausenden mehr und mehr zurückgetreten. Dennoch sind Sie noch immer imstande, einige tausend Gerüche zu unterscheiden.

Zum Beispiel wissen Sie, wie würzig Äpfel duften. Der große Dichter Friedrich von Schiller legte überreife Äpfel in die Schublade seines Schreibtisches, wenn er arbeitete. Ihr Duft gab seinen Gedanken Flügel. Viele Leute schütteln veständnislos den Kopf darüber. Sie ahnen nicht, welche Wirkungen vom Duft eines Apfels ausgehen.

Doch nicht nur die hohe Sensibilität eines Schriftstellers wird vom Parfum eines Apfels angesprochen, sondern auch Pflanzen reagieren mit wunderbarer Deutlichkeit darauf. Unter Glasglocken, in denen keimende Wicken, Erbsen und Bohnen dem Duft von Äpfeln ausgesetzt sind, stellen die Keime ihr Wachstum ein.

Nach fünf Tagen sind die Keime in reiner Luft zweiundzwanzigmal länger als die Keime, die dem Apfelduft ausgesetzt waren. Wird dieser Duft jedoch nicht konzentriert, sondern verdünnt angeboten, so wird das Längenwachstum gefördert.

Knospen von Flieder und Roßkastanien treiben früher aus, wenn sie kurze Zeit den Duft von Äpfeln einatmen. Dieser Duft beschleunigt auch die Fruchtreife. Selbst in Verdünnungen von einem Teil Apfelduft in einer Million Teilen Luft färben sich Zitrusfrüchte überraschend schnell gelb. Duft von Äpfeln stoppt das Wachstum von Schimmelpilzen, verändert die Farbstoffbildung von Blüten und beschleunigt den Laubabfall.

Alles dies haben Wissenschaftler getestet, gemessen und statistisch ausgewertet. Gefühle entziehen sich der wissenschaftlichen Registratur. Sie sind für keinen Menschen greifbar, noch färbbar, und auch das stärkste Elektronenmikroskop macht sie nicht sichtbar. Unsichtbar stehen Gefühle dennoch am Dirigentenpult vor dem riesigen Sinfonieorchester Ihrer anatomischen Instrumente. Sie führen den Taktstock zu den vegetativen Harmonien oder – Disharmonien, deren Noten Ihnen auf langen Strecken von Düften vorgeschrieben werden.

Duft kann beruhigen

Gerüche und Düfte gehen über zwei Millionen Nervenleitungen in Ihre Hirnrinde. Es gibt Gerüche, die Sie mit Ekel, Widerwillen und Abscheu registrieren. Über die Nervenkabel, die von Ihrem Gehirn in Ihren Organismus führen, werden alle Organsysteme entsprechend informiert. Erhalten sie freudige Informationen, arbeiten sie freudig, zügig und erfolgreich. Erhalten Ihre Organe Botschaften des Ekels und des Widerwillens aus Ihrem Gehirn, arbeiten sie verkrampft, widerwillig, mit Streikunterbrechungen. Freudige Organfunktion ist Gesundheit. Streik in den Organen ist Krankheit.

Die Ärzte, die noch zugleich Priester in den frühen Kulturen der Menschheit waren, wußten, warum sie ihre Götter und ihre Patienten mit den Düften von Weihrauch, Myrrhen, Balsam, Sandelholz, Aloe, Zimt und Kampfer umgaben. Glückliche Düfte beruhigen, schmeicheln und erfreuen die am Fließband der Zeit hart arbeitenden Organe.

Pflanzendüfte – therapeutisch erprobt

Professor Gassanow entsann sich in einem russischen Klinikzentrum in Baku und der Naturheilarzt Dr. med. Karsten in einem Sanatorium in Remagen-Kripp der Bedeutung der Wohlgerüche für die Gesundheit. Sie erprobten Pflanzendüfte therapeutisch an ihren Patienten und erzielten beachtliche Erfolge damit.

Die Melisse

Sie ist eine gern gesehene Bewohnerin unserer Bauerngärten. Ihr zitronenähnlicher Duft ist angezeigt, wenn Sie schlaflos sind, an Verdauungsstörungen leiden und über nervöse Magenbeschwerden zu klagen haben.

Der Baldrian

Die Äbtissin Hildegard von Bingen erwähnte ihn lobend schon vor achthundert Jahren. Sein durchdringend aromatischer Geruch hilft bei Erschöpfungszuständen, nervöser Unruhe und Schlaflosigkeit.

Der Lavendel

Der französische Naturarzt Maurice Mességué legt Ihnen den Lavendel warm ans Herz. Sie sollten, wenn Sie können, in Ihrem Garten einen Platz für ihn reservieren. Sein erfrischender Duft mobilisiert Ihre Lebenskräfte bei vegetativer Dystonie, bei den Störungen Ihres Lebensnervensystems auftreten, die Funktionsausfälle in Ihrem Kreislauf, Ihrer Verdauung, Ihrem Stoffwechsel und den Drüsen zur Folge haben.

Der Rosmarin

Kaiser Karl der Große ließ ihn bereits anpflanzen. Wegen seiner Frostempfindlichkeit können Sie Rosmarin bei uns nur in Töpfen ziehen. Sein aromatisch-kampferartiger Duft, der von den Blättern ausgeht, hat sich bei chronisch erniedrigtem Blutdruck mit seinen Begleiterscheinungen bewährt.

Der Edellorbeer

Im klassischen Griechenland verlieh er Wahrsagegeist, weswegen die Prophetin des Orakels in Delphi, Pythia, sich von seinem Duft inspirieren ließ. Er lindert Herzbeklemmung und spastische, mit verkrampfter Muskelspannung verbundene Zustände.

Der Beifuß

Der eigenartige Santoningeruch der Blüten eines am Kaspischen Meer wachsenden Beifußstrauches unterstützt die Heilung von Krankheitserscheinungen bei erhöhtem Blutdruck.

Wohlriechende Geranien

Die Zitronengeranie und die Rosengeranie sind in Südafrika zu Hause. Wegen des balsamischen Duftes ihrer Blätter sind beide seit langem als Zimmerpflanzen in Kultur.

Ihr Wohlgeruch beruhigt bei Erkrankungen des Nervensystems. Er schützt auch ausgezeichnet vor Schlaflosigkeit und ist bei verschiedenen Neuroseformen angezeigt.

Zur Dufttherapie sollten Sie die lebende Pflanze vorziehen. Die wichtigsten Vertreter dieser Heilmittel können Sie auch in unseren Breiten in der freien Natur finden oder aber im Garten anbauen. Sie können allerdings auch Öle verdampfen und deren Duft einatmen.

Baldrianöl wird aus der trockenen Baldrianwurzel gewonnen, sieht frisch gelbgrün aus, riecht durchdringend, doch nicht unangenehm.

Lavendelöl wird in Südfrankreich, Italien und Spanien aus den Blüten der Lavendelpflanze gewonnen, ist leicht gelblich und duftet sehr angenehm.

Rosmarinöl wird in Frankreich und Spanien durch Dampfdestillation aus Rosmarinblättern gewonnen.

Lorbeeröl aus Lorbeerblättern ist ein hellgelbes, leicht süßlich riechendes Öl. Lorbeeröl, das aus den frischen Früchten gepreßt wird, ist eine grüne Paste, die bei Erwärmung schmilzt und aromatisch riecht.

Geraniumöl wird aus den Blättern wohlriechender Geranienarten gewonnen, ist farblos oder leicht bräunlich und von angenehmem, rosenartigem Duft.

Können Sie sich eine Duftpflanze von Ihrem Gärtner besorgen, so haben Sie kein Destillationsprodukt, sondern den lebendig atmenden Partner.

Am besten sind der frühe Morgen, der späte Nachmittag oder die ersten Abendstunden für eine Dufttherapie. Nehmen Sie eine Unterarmlänge entfernt von Ihrem Duftpartner Platz. Daß Sie Pflanzen, wenn Sie sie einmal aufgestellt haben, mit dem Topf nicht drehen und bewegen sollen, ist Ihnen gewiß bekannt. Also wählen Sie bitte für die Aufstellung von vornherein einen Platz, der Ihrer duftenden Pflanze ein Optimum an Licht gibt und Ihnen ein bequemes Sitzen ermöglicht. Achten Sie darauf, daß der Platz gegen Störung und Streß abgeschirmt ist, daß Sie dort nicht abgelenkt werden, sondern daß volle Konzentration für längere Zeit möglich ist.

Die Dufttherapie entfaltet ihre höchste Wirkung in einem von Ballaststoffen befreiten und von Stoffwechselschlacken gereinigten Organismus. Dazu sei vorheriges Fasten, später regelmäßiger Saunagang empfohlen. Rauchen verträgt sich nicht mit der Dufttherapie. Ohne Anstrengung und Entzugs erscheinungen werden Sie das Rauchen während der Therapie von selbst aufgeben.

Lassen Sie sich vom Duft der Pflanze völlig durchdringen. Beginnen Sie Ihre erste Sitzung mit wenigen Minuten. Steigern Sie das Duftquantum von Mal zu Mal. In einer Serie von zwanzig Sitzungen sollen Sie zehn bis fünfzehn Minuten den Duft tief in sich aufnehmen.

Nach einer Serie machen Sie eine Pause. Lassen Sie den Duft in sich zur Wirkung kommen, bevor Sie dann in gleichmäßigem Rhythmus den Duft zur täglichen Selbstverständlichkeit werden lassen.

3 SINNE – in der technischen Welt gefährdet
Ihr Gesichtssinn

in Zahlen: *40 von 100 aller Ihrer Sinneseindrücke laufen über 1 Million Leitungen Ihrer Sehnerven. 7 Millionen Farbenempfangszellen und 130 Millionen Hell-Dunkel-Zellen vereinigen ihre Leitungen in Bündeln zu 50 000 Fasern, die im 3–5 Zentimeter lan-*

gen Sehnerv zusammenlaufen. Der Durchmesser Ihrer Pupillen kann von 2 auf 8 Millimeter verändert werden. 3 Muskelpaare bewegen Ihr Auge. Wenn Sie normalsichtig sind, können Sie 160 verschiedene Farbtöne unterscheiden.

Gefahr: 22 Millionen Deutsche tragen eine Brille: 43% Männer und 52% Frauen. Von 100 Männern sind 10 farbensinngestört, von 100 Frauen jedoch nur eine. Mehr als die Hälfte aller Arbeitnehmer gibt an, bei ihrer Arbeit die Augen überdurchschnittlich beanspruchen zu müssen. In manchen Arbeitsbereichen drohen Augenschäden bis zu 78%.

Schutz: Setzen Sie stets Ihre verordnete Brille auf. Tragen Sie bei der Arbeit Schutzbrillen. Sind Sie sehbehindert, ist die Korrekturschutzbrille bei der Arbeit unerläßlich. Vergessen Sie beim Autofahren und im Urlaub nie Ihre Zweitbrille.

Selbsthilfe: Augengymnastik. Handflächen vor die Augen legen und am Tage längere Zeit entspannen. Bei erhöhtem Augendruck: salzarme und fleischfreie Kost; Meiden von Kaffe, Tee, Alkohol und Tabak; Fastenkuren können bessern.

Ihr Gehörsinn

in Zahlen: Ihr äußerer Gehörgang führt 3 Zentimeter tief zu Ihrem ein zehntel Millimeter dicken Trommelfell. 16 000 Hörzellen, die an ihrer Spitze je 30 bis 60 feinste Härchen von wenigen millionstel Millimeter Länge tragen, sind ihre Tonübermittler. 24 000 parallel gespannte Fasern Ihrer Basillarmembran fächern die Tonhöhe auf.

Gefahr: 3 1/2 Millionen Bundesbürger hören schlecht, 54 von 100 fühlen sich von Lärm belästigt. 1 Million Frauen und Männer arbeiten unter Verhältnissen, die Hörschäden verursachen können. Lärm steht an erster Stelle der Ursache für anerkannte Berufskrankheiten. Nach 800 Stunden Aufenthalt in Beatschuppen treten Gehörschäden auf.

Schutz: Tragen Sie in Lärmbetrieben Lärmschutzwatte, Kapselgehörschützer oder Gehörschutzhelme.

Selbsthilfe: Dämpfen Sie, wo Sie können, Lärmquellen. Stellen Sie die Dauerberieselung aus Rundfunk- und Bandgeräten ab. Meiden Sie Schock-Rocker und Lärmorgien in Diskotheken. Üben Sie täglich einmal Schweigen.

Ihr Geruchssinn

in Zahlen: *Von 10 Millionen Eingangsantennen leiten 50 Millionen Nervenfäserchen Gerüche von Ihrer 5 Quadratzentimeter großen Riechschleimhaut in der Nase zu 50 000 stärkeren Nervenfasern, die zum Gehirn führen. Wenn Sie von 1 Millionstel Gramm Vanillin den 1000. Teil zu 1 Liter Luft zusetzen, riechen Sie es noch mit Sicherheit.*

Gefahr: *20 Millionen Tonnen Abgas und Staub, jede Tonne zu 1000 Kilogramm, regnen Jahr für Jahr auf die Bundesrepublik nieder. Luftbeimischungen und Fremdgerüche beeinträchtigen das vegetative Nervensystem und leiten Funktionsstörungen im Zentralnervensystem ein.*

Schutz: *Meiden Sie verräucherte Innenräume. Die Belastung, die Ihr vegetatives Nervensystem durch Fremdgerüche erfährt, steigert sich durch das Ein-*

atmen des Kohlenmonoxyds, dem Sie bei starkem Kraftfahrzeugverkehr ausgesetzt sind.

Selbsthilfe: Tiefatmen von sauerstoffreicher Luft bei Spaziergängen, Radwanderungen und Bootsfahrten. Kultivieren Sie aromatische Pflanzen.

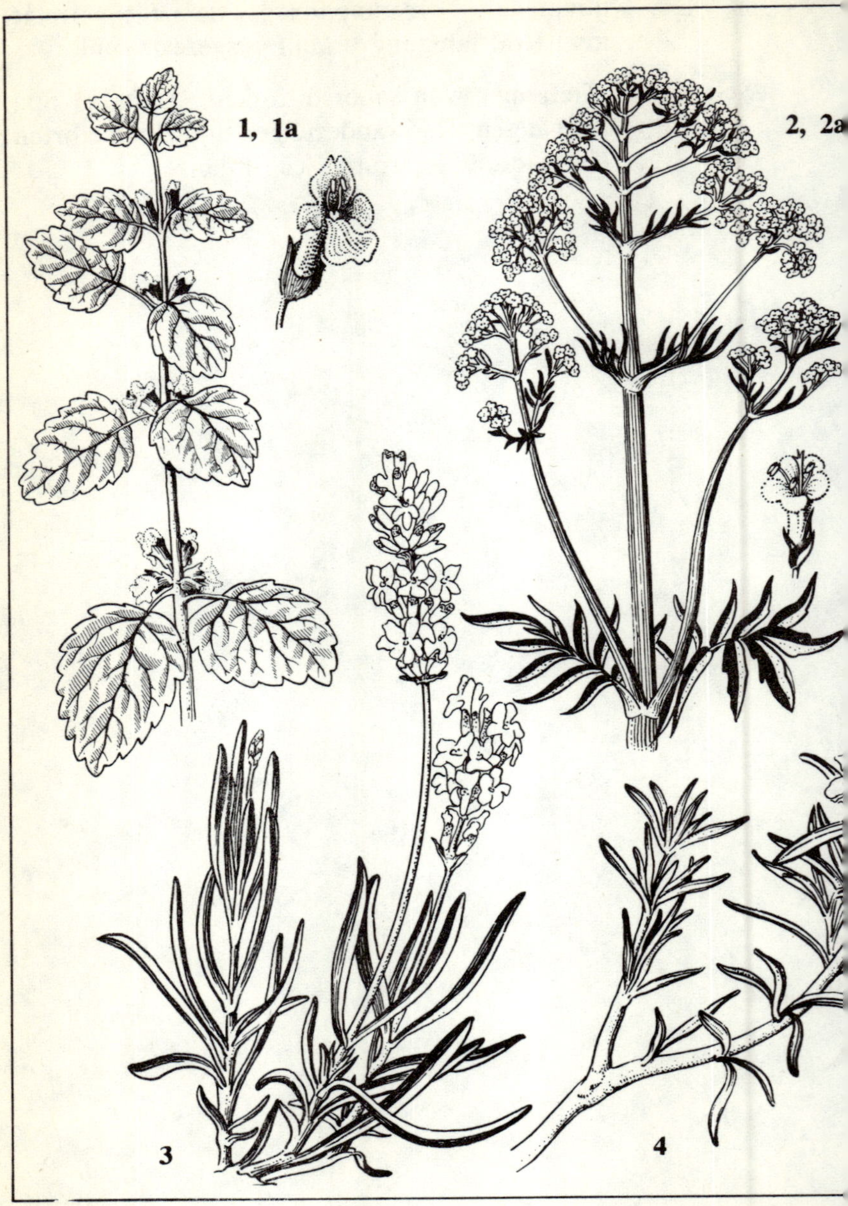
1, 1a
2, 2a
3
4

1, 1a Melisse
2, 2a Baldrian
3 Lavendel
4 Rosmarin
5 Beifuß
6 Edellorbeer

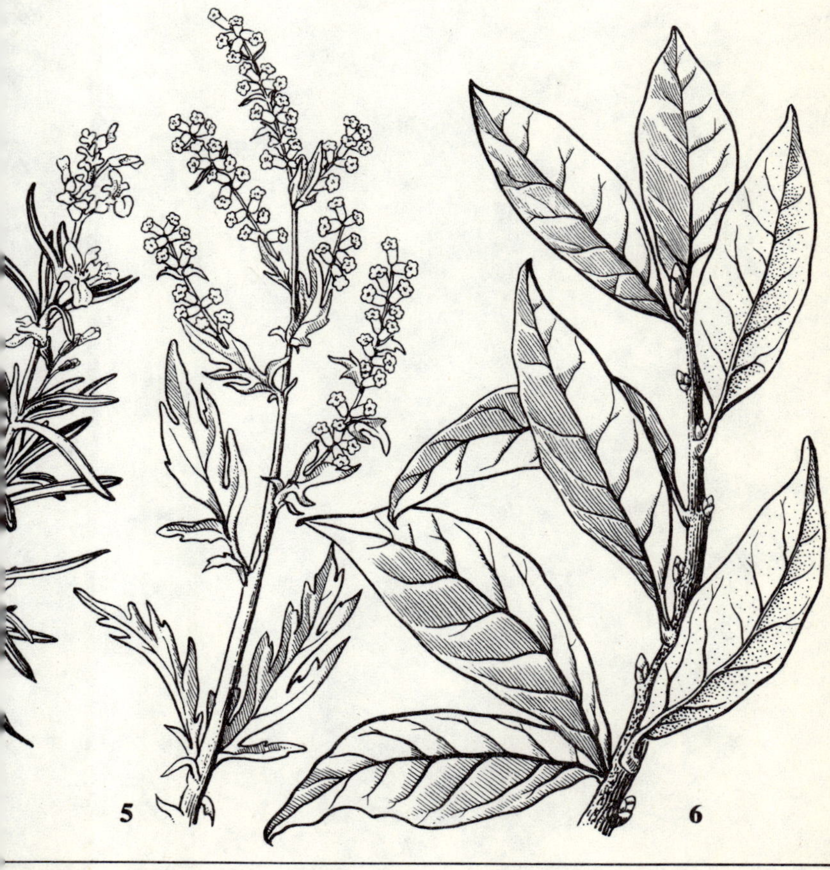

VIII
Vollwertkost

Schlank und gesund durch richtige Ernährung

Ohne Gewissensbisse tafelten die Gäste, die Bäckermeister Gundlinger in Augsburg zur Hochzeit seiner Tochter gebeten hatte. An sechzig Tischen zu je zwölf Personen saßen sie acht Tage lang und vertilgten dabei zwanzig Ochsen, sechsundvierzig Mastkälber, fast hundert gemästete Schweine, dreißig Hirsche, tausend Gänse, fünftausend Brathähnchen, fünfzehntausend Fische und neunhundert Würste. Das war um 1500. Auch noch früher verstand der Mensch großartig zuzulangen. Maximinus Thrax, ein rheinischer Jung, wurde von seinen Männern zum ersten römischen Soldatenkaiser ausgerufen. So populär gemacht hatte ihn, daß er schon als Feldwebel täglich zwölf Kilo Fleisch zur Erhaltung seines Mutes verzehrte. Fleisch blieb der große Mutmacher des Mittelalters. Noch im Dreißigjährigen Krieg hatten Soldaten auf drei Pfund Fleisch Anspruch, ein Leutnant auf acht bis zehn und ein Rittmeister auf zwanzig Pfund.

Heute verbietet die Schlankheitsdiät nicht nur Schweinefleisch, fettes Hammelfleisch, Gans, Ente, alle eintausendfünfhundert Wurstsorten, Fleischpasteten, Haschees, paniertes oder frittiertes Fleisch, sondern auch halbfettes und fettes Fleisch vom Rind.

Immerhin: Von hundert Säuglingen und kleinen Kindern, so stellt das Gesundheitsministerium fest, sind zehn übergewichtig, von hundert Erwachsenen dreißig zu dick. Trotz aller Aufklärung ißt jeder Deutsche am Tag fünfzig Gramm Fett zuviel. Macht innerhalb der Bundesgrenzen täglich dreitausend Tonnen reines Fett, im Jahr eine Million Tonnen.

Geschützt gegen Übergewicht ist niemand, schon gar nicht junge Eheleute, die noch rank und schlank die massiveren Taillen ihrer Schwiegereltern glossieren. Nach der Trauung dauert es nicht lange, bis der Hosenbund des jungen Ehemannes weitergemacht und die neuen Röcke der Ehefrau eine Nummer größer gekauft werden müssen. Die Werbefachleute der Nahrungsmittelindustrie sind einfallsreicher als der erhobene Zeigefinger der Abmagerungsapostel.

Aber: Bringen Sie wirklich noch seelenruhig ein Eisbein mit Erbsenpüree und Sauerkraut durch die Speiseröhre? Und wagen auch noch, dazu eine eisgekühlte Weiße mit Schuß in sich hineinsprudeln zu lassen? Einmal von der Gefahr überflüssiger Pfunde abgesehen: Haben Sie nicht gelesen, daß zu kalte Getränke so gut wie Selbstmord sind? Daß Erbsen einen Roemheldschen Komplex verursachen, bei dem das Herz nach oben verkantet wird, weil Magen und Därme wie aufgeblähte Kinderballons das Zwerchfell in die Höhe stemmen?

Wer kann überhaupt noch Fleisch angesichts der Kanonaden von Antifleischliteratur ungerührt auf die Gabel spießen? Sind nicht in jedem Happen Fleisch erstens Pestizide, die das Schlachtvieh mit den Futterpflanzen aufnimmt, und zweitens Antibiotika, die den Tieren zu freudigerem Wachstum verhelfen sollen? Angeblich trägt der fleischversessene erwachsene Bundesbürger schon heute 4 Milligramm von diesem heimtückischen DDT in jedem Kilo Körperfett mit sich herum. Gift, das nach zahlreichen Untersuchungen zu allem Überfluß auch noch die Fortpflanzung nicht gerade günstig beeinflussen soll. Und wer schon DDT-resistent ist, sollte wenigstens an seine Lebensjahre denken. Man nehme sich ein Beispiel an dem irischen Dichter Georg Bernard Shaw. Als reiner Vegetarier und Nichtraucher wurde er 94.

Vegetarische Kost – eine Lösung?

Sie mögen trotzdem Königsberger Klopse? Und bei Nürnberger Bratwürsten läuft ihnen das Wasser im Munde zusammen? Und haben in der Schule gelernt, daß das 6 bis 7 Meter lange menschliche Darmrohr, das sich wie ein gigantischer Regenwurm bis auf 1,8 Meter zusammenziehen kann, sowohl für Fleisch als auch für Obst und Gemüse konstruiert ist? Und daß Ihr Darm sowohl Gekochtes, Gebratenes und Gebackenes ebenso wie Rohkost verdauen kann?

Seien Sie vorsichtig mit solchen Äußerungen. Denn damit geraten Sie unversehens in die Feuerzone eines heißen Kriegsschauplatzes.

1809 erklärt eine Handvoll Bibelforscher in der Nähe von Manchester, sie wollten von nun an nur noch von unschuldigen Pflanzen leben. Das war die Kriegserklärung. Acht Menschengenerationen haben inzwischen eine Menge Weltgeschichte durchgemacht. Doch dieser Krieg hat sie alle überlebt, die Mütter am Kochherd, die Väter an ihren Stammtischen, Köche und Ernährungsreformer, ohne daß bis heute die Entscheidung fiel.

Sein oder Nichtsein lautet schon die Frage beim schlichten Tartar, das nach Dr. med. Steintel wie jedes Fleisch 16 giftige und schwerkrankmachende Säfte enthält und erst genießbar wird, wenn man es mit Dr. Steintels Fleischpresse ausquetscht.

Sie brauchen Fleisch!

Dennoch: Ihr Körper braucht tierisches Eiweiß, um seine Organe intakt zu halten! Pflanzliches Eiweiß, zum Beispiel in Hülsenfrüchten, kann kein tierisches Eiweiß, zum Beispiel in Hamburger Rauchfleisch oder Münchner Weißwurst, ersetzen.

Nach Ansicht des Salzburger Arztes Dr. Lutz ist der Mensch sogar in erster Linie zum Fleisch-, Fett- und Milch-Verzehrer bestimmt. Unsere Eiszeit-Ahnen waren Jäger, sie ernährten sich vorzugsweise von tierischer Substanz. Erst vor einigen tausend Jahren interessiert sich der Mensch für Pflanzen, wird Hirte und Bauer. Die Eiszeit aber dauerte rund anderthalb Millionen Jahre!

Dr. Lutz hat die eigene Hüftgelenksentzündung mit einer einfachen Nahrungsumstellung erfolgreich bekämpft: Er reduzierte drastisch alle Kohlehydrate auf seinem Speisezettel. Das Experiment gelang. Nach acht Monaten verschwanden die Hüftschmerzen, die Dr. Lutz jahrelang gequält hatten. Er braucht nicht mehr zu hinken. Seine vielen Erfahrungen mit kohlehydratarmer Ernährung hat Dr. Lutz in dem Buch »Leben ohne Brot« (Selecta-Verlag) zusammengefaßt.

Vegetarische Ernährung ist Diät. Eine besonders strenge Form dieser Diät ist Rohkost. Nur wenige können reine Rohkostnahrung für längere Zeit durchhalten. Sie müssen Diät genauso bewerten wie jede andere Arznei.

Lebendige Nahrung

Was ist falsch an unserer Ernährung? Als ein paar experimentierfreudige Männer vor vielen tausend Jahren ein Fünkchen so lange bliesen, bis es zur Flamme wurde, und ihre bisherige Rohkost kochten, nahm nach Dr. Bircher-Benner das Eßelend seinen Anfang.

Zu üppige Fleischkochkost zerstört die lebenswichtige Darmflora, zerkochtes Gemüse liefert müde Kalorien. Die Vitamine kommen aus der Tablettenröhre, Mineralsalze entnehmen wir der Tüte. Diese Halbernährung führt zur Halbgesundheit. Unübersehbar ist das Heer der Leute, die schon in der Jugend und auf der Höhe ihres Lebens an Alterskrankheiten leiden.

Ständige Müdigkeit, Hinfälligkeit, Depressionen sind die Kennzeichen. Ihnen allen fehlt lebendige Nahrung: rohes Obst, rohes Gemüse, Vollkornbrot, Milch, Nüsse, Pellkartoffeln. Fleisch sollte als seltene, aber keineswegs verbotene Zukost auf den Tisch kommen. Achten Sie auch darauf, wie Sie essen. In den meisten Ernährungsvorschlägen finden Sie nur das Was, nicht das Wie des besseren Essens dargestellt. Es kommt nicht nur auf die Kalorien an, die Sie essen, sondern auch darauf, wie Ihre Kalorien bei Ihnen aufgenommen werden.

Bedenken Sie, daß es nicht genügt, auf schädliche Nahrung zu verzichten und statt dessen Ärger, Wut und Haßgefühle hinunterzuschlucken. Der Magen wird nicht eben entlastet, wenn man auf scharfe Gewürze, Kochkost und Schweinefleisch verzichtet und dafür Enttäuschung, Verzweiflung und Angst in sich »hineinfrißt«.

Streit beim Essen, Empörung und Erbitterung können zu Geschwüren im Magen und am Zwölffingerdarm führen.

Lassen sich Explosionsanlässe in Ihrer Umgebung nicht entschärfen, sollten Sie versuchen, sich im Interesse Ihrer Verdauung ein gewisses Maß an Gleichmut anzueignen. Ihre Gesundheit wird es Ihnen danken.

Testfragen zum Thema Essen	**Ja**	**Nein**
1. Lesen Sie beim Morgenkaffee die Zeitung?	☐	☐
2. Müssen Sie sich beim Frühstück beeilen, weil Sie sonst nicht rechtzeitig aus dem Haus kommen?	☐	☐
3. Gehen Sie zu Tisch, auch wenn Sie unmittelbar vorher eine heftige Auseinandersetzung hatten?	☐	☐
4. Essen Sie, wenn Sie sich geärgert haben?	☐	☐
5. Nehmen Sie an Arbeitsessen teil?	☐	☐
6. Essen Sie gern heiß?	☐	☐

7. Essen Sie schnell? ☐ ☐
8. Erteilen Sie beim Essen daheim Verweise und schimpfen Sie? ☐ ☐
9. Gibt es gelegentlich Krach während einer Mahlzeit an Ihrem Familientisch? ☐ ☐
10. Knabbern Sie gern beim Fernsehen? ☐ ☐

Haben Sie Ihre Kästchen ehrlich ausgefüllt? Dann sehen Sie nach, was Ihre Antworten Ihnen sagen:

10 *Nein:* Lassen Sie sich gratulieren! Sie sind ein großartiger Arbeitgeber für Ihr Verdauungssystem. Ihr Magen und Ihr Darm können mit Ihnen zufrieden sein. Und Sie mit sich ebenfalls.

5 *Nein:* Sie haben gelegentlich Schwierigkeiten bei der Verdauung. Sie lassen leider Konsequenz in der Führung Ihres persönlichen Schicksals vermissen. Hin und wieder sind Magen und Darm darüber empört, daß Sie sie so wenig als Ihre treuen Mitarbeiter achten.

10 *Ja:* Sie halten Ihren Magen, Ihren Darm und die Milliardenheerschar Ihrer Darmbakterien als Ihre Sklaven, die zu gehorchen haben, während Sie befehlen. Sie sollten vorsichtiger sein, denn die Weltgeschichte beweist, daß Sklaven zu Aufständen neigen. Ein Sklavenaufstand in Ihrem Verdauungstrakt kann Sie unter Umständen das Leben kosten. Wollen Sie es wirklich darauf ankommen lassen?

Achten Sie beim Einkauf darauf, daß Ihre Nahrung vollwertig und unbedingt giftfrei ist. Wichtig: Lassen Sie Ihre Nahrung nicht durch falsche Zubereitung zerstören und wertlos machen.

Brot soll aus frisch geschrotetem Korn gebacken sein. Es gibt viele schmackhafte Arten. Verlangen Sie bei Ihrem Bäkker oder im Reformhaus diese Brotsorten! Backen Sie Brot auch mal selbst!

Die Hauptmahlzeiten sollen mit Frischkost begonnen werden. (Salate, möglichst mit Zitrone angemacht, auch Obstsalat oder frisches Obst!)

Als Fette nur naturbelassene (kaltgeschlagene) Öle oder Butter verwenden und erst nach dem Kochen oder Braten hinzufügen.

Zu meiden sind Zucker und alle mit Zucker gesüßen Getränke und Speisen (Kuchen, Mehlspeisen, Pudding, Limonade, Marmeladen, Kompotte, Büchsenobst.)

Alle übrigen Nahrungsmittel (Fleisch, Gemüse und Kartoffeln) sind erlaubt. Der Anteil der Vollwertkost an der Gesamtnahrung sollte jedoch möglichst ein Viertel oder mehr ausmachen.

Dick machen

Zucker und Süßigkeiten in jeder Form
Backwaren aus Feinmehl
Kuchen und Torten
Bratkartoffeln, Kartoffelpuffer, Klöße
Trockenobst
Nüsse
Fette Suppen
Halbfettes und fettes Fleisch
Fette Fische
Gehärtete Fette
Schlagsahne und Pudding
Nudeln und Teigwaren
Hochprozentige Alkoholika
Schokolade, Kakao
Malzbier, gezuckerte Limonaden

Wenn Sie schlank werden oder bleiben wollen: Essen Sie nur, wenn Sie Hunger haben. Hören Sie auf, wenn Sie satt sind.

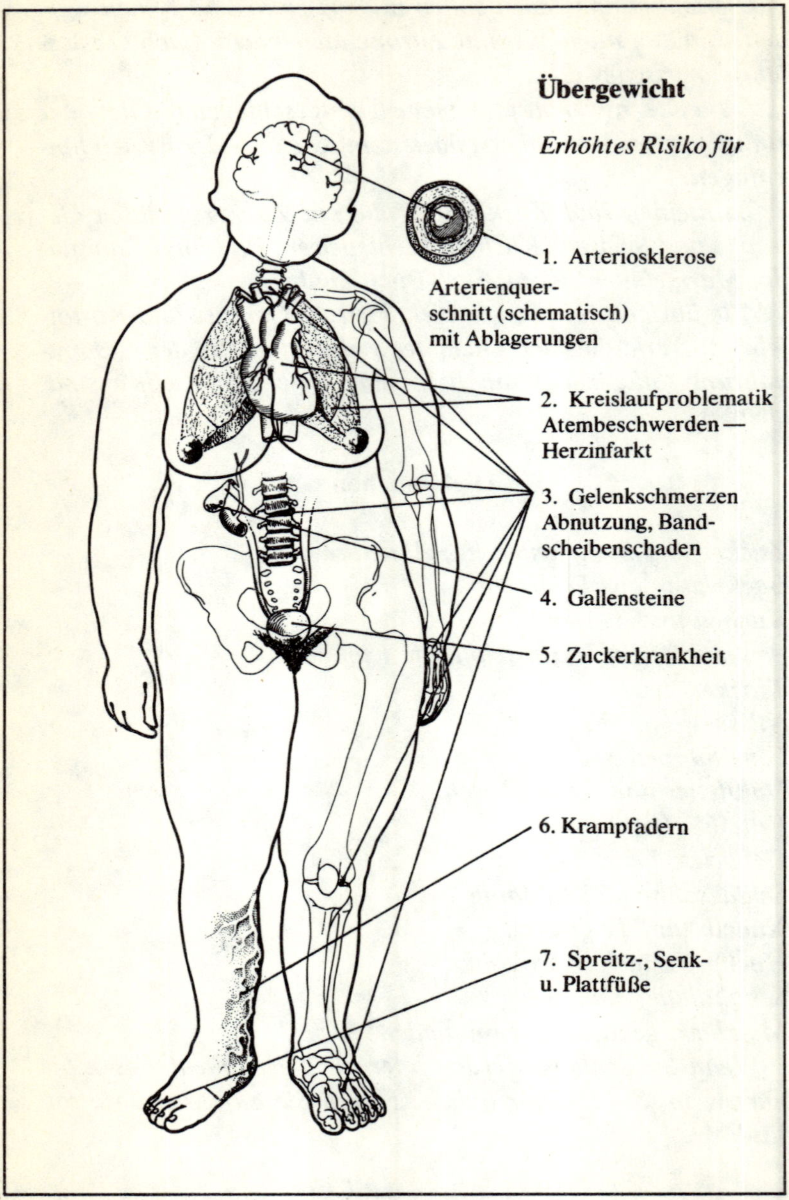
Übergewicht
Erhöhtes Risiko für
1. Arteriosklerose
Arterienquer-
schnitt (schematisch)
mit Ablagerungen
2. Kreislaufproblematik
Atembeschwerden —
Herzinfarkt
3. Gelenkschmerzen
Abnutzung, Band-
scheibenschaden
4. Gallensteine
5. Zuckerkrankheit
6. Krampfadern
7. Spreitz-, Senk-
u. Plattfüße

Ernährungsrezepte berühmter Leute

Wenn Ihr gegessen und getrunken habt, seid Ihr wie neugeboren, seid stärker, mutiger, geschickter . . .

Johann Wolfgang **von Goethe** *schätzte als Frühstücksgetränk Trinkschokolade, zu der er reichlich Zwieback und Biskuits knabberte. Zum 10-Uhr-Frühstück gab es Forellen, »zum Mittag vertilgt er ungeheure Mengen Gänsebraten«. Nach den Hauptmahlzeiten gab es stets »Desserts von Zuckerwerk, Feingebäck, Puddings, Fruchtgelees und kandierte Früchte«. Täglich trank er seine 2 Flaschen Wein. Dabei wurde er 83 Jahre.*

Nicht was wir essen, sondern was wir verdauen, kommt uns zugute. Wer alt werden will, der esse daher langsam. Auf das richtige Zerkauen kommt es an. Durch zu reichliches Verzehren verzehren wir uns selbst. Das Lachen ist eines der größten Verdauungsmittel.

Christoph Wilhelm **Hufeland,** *Hausarzt von Goethe, Naturheilkundiger, wurde mit langsamem Essen 74 Jahre alt.*

Sei allezeit fröhlich. Nimm nur die allerbesten Nahrungsmittel, die sich im Magen leicht auflösen und geschwind durch den Leib passieren.

Professor Friedrich **Hoffmann**, *Arzt und Chemiker, Erfinder der berühmten Hoffmanstropfen, wurde mit seiner Eßmethode 82 Jahre alt.*

Gewöhnlich nahm er nur eine Mahlzeit täglich zu sich. Sie bestand aus Reis und Curry.

Buddha, *der Erleuchtete, lebte 80 Jahre.*

Fast 50 Jahre ist es her, seit mir von einem Ärztekollegium versichert wurde, ich würde an Aushungerung sterben, falls ich kein Fleisch äße. Die Strafe für vegetarische Lebensart besteht in einer Ansammlung von Energie, die man nicht auf normale Art austoben kann.

G. Bernhard **Shaw,** *Philosoph, Dichter und Dramatiker, wurde als Vegetarier, Nichtraucher und Abstinenzler 94 Jahre alt. Früh um 5 steht er auf, trinkt Tee und raucht seine Pfeife.*

Dann arbeitet er bis halb 1. Von 1 bis 3 wird gespeist. Nach der Rindssuppe gibt es dicke Erbsen mit Eisbein. Oder Kabeljau mit dicker Butter und Kartoffeln. Davon nimmt er so stark und viel, daß er sich, wie er sagt, den Bauch davon füllt. Dazu wird Wein getrunken. Danach geht er 1 Stunde spazieren. Ohne etwas zu Abend zu genießen, geht er gegen 9 zu Bett.

Immanuel **Kants** *Leben ist streng geregelt. Denn der große Philosoph aus Königsberg, nur ein wenig über anderthalb Meter groß, hat einen schwächlichen Körper mit sehr zartem Knochenbau. Dank seiner Lebensweise wird er nie ernstlich krank, braucht keinen Arzt und wird 80 Jahre alt.*

IX
Naturfasern

Vielfach unterschätzt: Der Gesundheitswert von Wolle + Seide

Warum hat die Befreiung der Frau noch immer nicht zu der versprochenen höheren Lebensqualität für Mutter und Kind, für Singles und Seniorinnen, für die jungen Mädchen wie für Ehefrauen geführt? Wieso leiden heute immer mehr dreißig- und vierzigjährige Frauen an Bluthochdruck und sehen sich schwersten Gesundheitsgefahren ausgesetzt? Weshalb endet die Selbstverwirklichung so vieler Mädchen und junger Frauen in einer Katastrophe, die sie nicht mehr überblicken können?

Anstatt glücklicher zu werden, wie es ihnen die Werbung von allen Seiten euphorisch verspricht, werden Mädchen und Frauen immer unglücklicher. Den einen zeigt der Herzinfarkt die rote Karte. Andere werden vom Alkohol, von Hasch oder Heroin in das uferlose Meer der Träume gespült, über dem ihr SOS ungehört verhallt. Andere hüllen sich in Wolken, die ihnen den Himmel auf Erden vorgaukeln: Deutschlands Raucherinnen kaufen trotz Preiserhöhung und Steuersteigerung immer mehr Zigaretten, um über blauen Wolken kraftsparend dahinzuschweben, anstatt auf den steinigen Straßen des realen Lebens Schritt für Schritt mühsam einem unsicheren Ziel zuzumarschieren, nur einen Trumpf in der Hand: gesund zu bleiben, und auch gesund alt zu werden.

Besorgt bemerkt Dr. med. Hubert Hofmann, Ärztlicher Direktor in der bayerischen Klinik Höhenried: »Weil Frauen vielfältig belastet sind, achten sie viel zu wenig auf ihre Risikofaktoren. Immer mehr Frauen sind schon vor ihrem fünfzigsten Geburtstag verbraucht, erschöpft und ausgebrannt.«

Die beklemmend hohe Scheidungsrate bestätigt das schreckliche ärztliche Zeugnis. Verzweifelt suchen tausende sich unverstanden fühlende weibliche Seelen die starke Vaterhand eines Guru. Seine Weisheit soll sie aus dem Elend einer nicht mehr zu bewältigenden Alltagsproblematik herausführen. Um Erlösung flehen sie, nicht um die Einsicht und die Kraft, selber ihre Aufgaben lösen zu können.

Erfüllt uns die Technik heute nicht jeden Wunsch? Genügt nicht ein Knopfdruck, um die finsterste Nacht hell wie den lichten Tag zu machen? Um die teuersten Sinfonieorchester der Welt in unseren engen vier Wänden aufspielen zu lassen? Um uns in eisiger Winterszeit mit tropischen Temperaturen zu verwöhnen?

Diese Technik möchten viele, allzuviele der 20.-Jahrhundert-Generation auf den eigenen Körper anwenden: ein Zäpfchen, dezent hinten eingeführt, hellt schon die düsterste Verstimmung auf. Eine intravenöse Infusion alle sechs Stunden löscht das Magengeschwür aus. Die Pille schaltet den Eierstock ab. Einfacher geht's doch nicht.

So glauben die Vertrauensseligen und ahnen nicht einmal, daß sich die Aufgaben, die ihnen das eigene Leben stellt, technisch nicht lösen lassen. Ihr Organismus ist eine in Jahrmillionen weiterentwickelte biologische Schöpfung. Sie untersteht denselben Gesetzen, die für den gesamten Kosmos gültig sind. Jede einzelne Funktion eines Ihrer Körperteile ist eng und unauflösbar mit anderen Funktionen anderer Körperteile verbunden. Der aus sechzig Billionen Zellen aufgebaute Leib ist ein ungeheures Gewebe aus der Tätigkeit von Millionen Arbeitsteams, deren Leistungen sich gegenseitig ergänzen.

Ohne die Saubermann-Arbeit der Leber keine beglückende Funktion der Keimdrüsen. Ohne den unermüdlichen Fleiß des Herzens keine Zuversicht in den Plänen der Gedanken. Ohne die ständig sich verjüngende Lebenskraft der Haut keine Gesundheit in den inneren Körperlandschaften.

Die Haut ist das Schaufenster der Seele. Ein feinfühliges Sinnesorgan. Die Antenne zur Umwelt. Das tiefgestaffelte Verteidigungsgelände vor einem hochkomplizierten Staatswesen, das sich gegen feindliche Invasionen schützen muß. Das weichste Kissen der Welt für Kinder und Geliebte. Barometer für innere Stimmungen. Grenzkontrollstation für atmosphärische Eindrücke. Thermostat. Glücksgefühlvermittler. Mit einem Wort: ein ganz und gar unentbehrliches Organ. So wichtig wie Herz und Gehirn. Doch viel unmittelbarer in seiner Wirkung auf die Psyche.

Über die richtige, Ihre Gesundheit fördernde Ernährung zerbrechen sich heute selbst Bundesminister die Köpfe. Ein Gebirge von Büchern wird vor Ihnen aufgetürmt, wenn Sie um Rat nach der bestmöglichen Kostform fragen. Doch wo bekommen Sie Auskunft über die Ihrer Gesundheit zuträgliche Kleidung? Über den jeweils gültigen Modetrend können Sie sich an jedem Zeitungskiosk informieren. Doch wer beantwortet schon Ihre Fragen nach dem hygienisch höchstwertigen Gewebe, nach der für Ihre Gesundheit besten Faser?

Hier hat Gustav Jaeger, Professor für Hygiene in Stuttgart, als Bekleidungsbiologe schon vor hundert Jahren Pionierarbeit geleistet. Er wies nach vielen Untersuchungen auf die gesundheitlichen Qualitäten naturreiner Wolle und ungefärbter Seide hin. Nach ihm vernichtete Wolle, auf dem Leib getragen, Unlust- und Krankheitsstoffe durch chemische Bindung und konzentrierte in sich Lust-, Duft- und Gesundheits-Selbststoffe. Er schuf strenge Vorschriften für naturwollene Betten, für Unterwäsche und Oberkleidung.

Doch es ging ihm wie später seinem Kollegen Werner Kollath, Professor für Hygiene und Bakteriologie in Freiburg, auf dem Gebiete der Ernährung. Beide Wissenschaftler, sowohl Jaeger wie Kollath, erkannten nach strengen wissenschaftlichen Untersuchungen die Bedeutung naturbelassener Substanzen für den Menschen. Beide warnten vor dem alles

Denken überwuchernden Materialismus in der modernen Wissenschaft.

Kollath forderte die regelmäßige Ernährung durch Vollgetreide-Produkte und unerhitzte Milch sowie eine bei jeder Mahlzeit aufzunehmende pflanzliche Frischkost als Vorgericht: »Unsere Zeit ist krank, und von Jahr zu Jahr erscheint das Leben insgesamt in seinem Bestand gefährdeter. Als Ursache finden wir die zunehmende Technisierung und die Ausschaltung der Belange des Lebendigen.«

Jaeger forderte die Umstellung von »der üblichen denaturierten, biologisch indifferenten, bzw. auf die Dauer gesundheitsunzuträglichen Bekleidungsform auf eine biologisch aktive, zellreizende und aufbauende Bekleidungsform«, wie es der Naturheilarzt Dr. Walther Kröner formuliert:

»Es muß sich die Erkenntnis Bahn brechen, daß der Fehlkreis in der zivilisationsüblichen Bekleidungsweise sich nicht minder verhängnisvoll auswirkt wie der Ernährungsfehlkreis und andere Zivilisationsschäden. Wir haben zu bedenken, daß die menschliche Haut ein genauso wichtiges Ausscheidungsorgan darstellt wie das Magen-Darm-, das Nieren- und das Lebersystem. Darüber hinaus ist sie ein Steuer-, ein innersekretorisches und ein Abwehrorgan, das alle anderen Systeme an Wichtigkeit und Wirksamkeit in den Schatten stellt.«

Kollath und Jaeger sind zeit ihres Lebens bitter bekämpft, angefeindet oder totgeschwiegen worden. Heute jedoch setzen sich ihre Gedanken immer mehr durch. Wer erst die Bedeutung seiner Haut begriffen hat, wird als Basis jeder Hautpflege Wolle und Seide zu seiner zweiten Haut machen und sich wohlfühlen.

Das international anerkannte Wollsiegel hilft Ihnen, Wolle leichter zu erkennen. Nur vom Tier direkt gewonnene und noch nie zuvor ver- oder bearbeitete Wolle darf als »Schurwolle« bezeichnet werden. Und auf sie kommt es an.

Nur die optimale Zusammenarbeit aller Systeme – und dazu gehören nicht etwa nur der Magen-Darm-Trakt mit seinen Anhängen und die vielseitig beschäftigte Haut, sondern auch ein ausgeglichenes Nervensystem – bedeutet optimale Gesundheit. In unserer Zeit, in der Regierungen und Industrien immer mehr Natur der Technik opfern und unterwerfen, wird es zunehmend schwieriger, sich die Gesundheit zu erhalten.

Leidet nur ein Organsystem, ist die Harmonie aller Systeme in Frage gestellt. Daher ist eine gesunde Ernährung für Sie nicht weniger wichtig wie eine gesunde Bekleidung. Mit technischen Tricks können Sie Ihrem Körper keine Gesundheit abluchsen. Die Mädchen und jungen Frauen, die das versuchen, bezahlen den zeitweiligen Triumph über ihren Körper teuer. Ihr Organismus hat eine Tradition von Millionen Jahren.

X
Akupressur

So bekämpfen Sie Schmerzen

Deine Haut, sagen die Chinesen, ist ein Teppich, der dein Gehirn verlängert. Schon sehr früh haben chinesische Ärzte die Haut angesprochen, wenn sie eine Verbindung zum Gehirn suchten und Organe im Innern des Körpers erreichen wollten. Denn es heißt: Über einen Teppich gelangst du ins Haus. Daher entwickelte sich aus Erfahrung im Fernen Osten schon lange vor der Zeitrechnung die Heilung durch Akupunktur und Akupressur.

Bei der Akupressur wird ein bestimmter Punkt der Haut mit den Fingern gedrückt. Bei der Akupunktur wird auf diesen, oft gleichen Punkt eine Nadel in die Haut gestochen. Von der Akupunktur weiß man, daß sie schon vor sechstausend Jahren ausgeübt wurde. Damals benutzte man zum Einstechen in die Haut Steinsplitter. Mit ihrer Hilfe regulierte man Krankheiten. Später nahm man feine, spitze Knochen und Fischgräten, bis man dann schließlich zu Gold-, Silber- und Stahlnadeln überging. Nadeln aus Metall sind heute noch immer in Gebrauch.

Schon in früher Zeit der Menschheitsgeschichte muß man beim Experimentieren am eigenen Körper entdeckt haben, daß es Punkte gibt, von denen aus man die geheimnisvollen Organe in seinem Innern ansprechen kann. Bei Schmerz antworten die Organe auf einen bestimmten Druck von außen auf die Haut. Dieser Druck lockert hier eine Verkrampfung, hebt da eine Verspannung auf und löst dort einen gewaltsamen Verschluß. Darauf tritt Linderung oder Befreiung von Schmerzen ein. Bevor der Mensch am Anfang seiner Medizingeschichte in seine Haut Nadeln stach, mußte er aber erst einmal die gewissen Punkte beim Beklopfen mit den Fingerspitzen, beim Drücken mit dem Daumen oder beim Massieren gefunden haben. Somit steht fest, daß die Akupressur, der heilende Druck mit den Fingern, viel älter ist als die Akupunktur. In China hat sie ununterbrochen alle Jahrtausende bis zum heutigen Tage überlebt.

So funktioniert Akupressur

Bei der Akupressur suchen die Fingerspitzen ganz bestimmte Punkte auf der Hautoberfläche. Ist ein solcher Punkt nach einiger Zeit gefunden, wird er sanft oder mit leisem Nachdruck »gepreßt«. Er wendet sich an innere, lagemäßig oft weit entfernte Organe. Der Druck soll diese Organe veranlassen, einen Widerstand aufzugeben, Fehlverhalten zu korrigieren und wieder in das Teamwork aller Organsysteme einzusteigen. Doch wie kommt das zustande?

In unvorstellbar großer Zahl liegen Nervenleitungen unter Ihrer Haut. Diese Nerven sind ebenso begierig, Informationen aufzunehmen wie sensationshungrige Reporter von Großstadtzeitungen. Als die neugierigsten Organe der Welt haben diese Nerven nur den einen Wunsch: alles zu erfahren, was um sie herum vorgeht. Dazu sind sie mit den feinsten Antennen und Spürgeräten ausgerüstet. Auf das leiseste Anklopfen springen sie an. Bei jedem ungewöhnlichen Ereignis recherchieren sie gründlich. Ihre Ermittlungen schikken sie über die Fernmeldeleitungen der Nervenkabel an die Redaktion in Ihrer Hirnrinde.

Hier werden die laufend eingehenden Informationen kontrolliert und zusammengefaßt. Je nach ihrer Wichtigkeit werden Entscheidungen getroffen. Diese Entscheidungen werden in Sekundenbruchteilen von Vermittlungen an Steuerungszentralen weitergereicht In den Zentralen wird jede Entscheidung als Anweisung formuliert. Über Blitzkabel jagt Anweisung auf Anweisung in den Körper. Dort wird eine Drüsengruppe angesprochen, daneben eine Muskelorganisation oder auch ein ganzes Organsystem. Unverzüglich und gehorsam reagieren alle Angesprochenen auf diese Anweisungen.

Erteilen Sie diese Anweisungen jedoch ohne Berechtigung oder aus reinem Übermut, müssen Sie damit rechnen, daß Ihr Körper Sie bestraft.

Bei Erschöpfungszuständen etwa sollte man nur notfalls seine Reserven aktivieren. Besser ist es, dem Organismus eine Pause zu gönnen. Goethe blieb in Phasen der Erschöpfung vierundzwanzig Stunden im Bett. Allerdings gab es in seiner Zeit noch keinen Streß.

Akupressur gegen Migräne

Übung1:

- Setzen Sie sich ganz locker auf einen Stuhl.
- Schließen Sie die Augen.
- Setzen Sie die Daumenspitzen unter den Anfang der Augenbrauen auf die knöcherne Erhebung der Augenhöhlen links und rechts über der Nasenwurzel.
- Legen Sie die Spitzen der vier anderen Finger auf die Stirn. Dazu muß man sie krümmen, und auch dann wird es Ihnen am Anfang nicht leichtfallen.
- Konzentrieren Sie sich auf die Daumen.
- Lassen Sie sie mit der Hand zur sanften Massage auf- und abgleiten. Die Bewegung ist nicht größer als einen halben bis einen Zentimeter.
- Dabei drücken Sie die Spitzen der übrigen Finger gegen die Stirn. Haben Sie zu lange Daumennägel, wird das wehtun. Akupressur kann nur mit kurzgeschnittenen Fingernägeln ausgeführt werden.

Übung 2:

- Schließen Sie die Augen.
- Nehmen Sie die Nasenwurzel zwischen Daumen und Zeigefinger. Die Druckpunkte liegen vor dem inneren Winkel der Lidspalten.
- Drücken Sie zart nach unten.
- Drücken Sie kräftiger nach oben.
- Machen Sie aus dem Auf und Ab einen Takt. Acht Takte sind eine Übungsserie.

Eine weitere Übung: Appellieren Sie an Ihre Hypophyse! Dieser Appell kommt aus der Fußsohle.

- Setzen Sie sich auf den Teppich.
- Betasten Sie mit dem Daumen die Unterseite des großen Zeh.

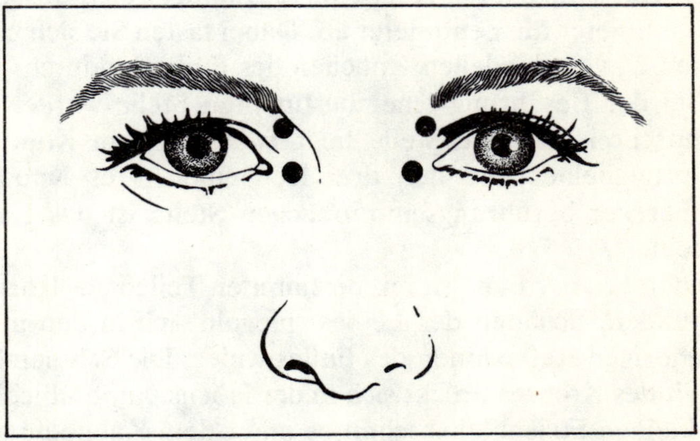

Migräne – die schwerste Form des Kopfschmerzes – ist mit Akupressur zu beeinflussen. Die Druckpunkte liegen unter dem Anfang der Augenbrauen auf der knöchernen Erhebung der Augenhöhlen und vor dem inneren Winkel der Lidspalten.

- Suchen Sie jetzt in der Mitte des vorderen Gelenkabschnittes einen winzigen, stecknadelgroßen Punkt.
- Wenn Sie Schmerz fühlen, haben Sie diesen Punkt getroffen.
- Reiben Sie diese winzige Stelle zehn Minuten lang mit Ausdauer. So, als ob Sie ein Zuckerkörnchen auf einem Fleck zerreiben wollten.

Die Hypophyse steuert das gesamte Hormonsystem. Ist Ihr Hormonhaushalt in Ordnung gebracht, hat die Migräne keine Chance.

Akupressur gegen Kreuzschmerzen

Übung:

- Drücken Sie mit der Kuppe Ihres Daumens die Fußsohlen Zentimeter für Zentimeter ab. Dabei tasten Sie sich unter den 26 verschiedenen Knochen des Fußes hindurch.
- Bei der Berührung einer bestimmten Stelle werden Sie aufschreien. Diese Stelle liegt zwischen dem Kopf des Sprungbeines und den drei Keilbeinen. Der Knochen über der berührungsempfindlichen Stelle ist das Kahnbein.

Jeder Teil der Füße ist mit bestimmten Teilen des Körpers verbunden. Schäden des Leibes spiegeln sich in den ihnen zugehörigen Reflexionen des Fußes wider. Die Schmerzhaftigkeit des Kreuzes drückt sich in der Höchstempfindlichkeit des kleinen Fußsohlenabschnittes unter dem Kahnbein aus.

- Beginnen Sie mit genau bemessenem Daumendruck diesen Abschnitt zu bearbeiten. Sie können dafür auch eine Massagekeule des Physiotherapeuten Alexander Gärtig verwenden.
- Ihre Selbstmassage löst die Muskelverkrampfungen an der Wirbelsäule.

Weitere Druckpunkte gegen Kreuzschmerzen liegen vor den Knöcheln auf der Mitte des Fußspanns. Vier andere Punkte finden Sie unterhalb und oberhalb der Knie. Behandeln Sie diese Punkte jedoch erst nach Beruhigung und Entspannung Ihres Kreuzes.

Wenn Sie beim Betasten des Rückens fühlen, daß die schmerzenden Stellen heiß und geschwollen sind, so legen Sie einen kühlenden Umschlag darauf. Ist der Rücken jedoch körperwarm, so lösen Sie die Verkrampfung mit Tüchern, die Sie zuvor in heißes Wasser getaucht und ausgewrungen haben. Legen Sie sich dazu ein Viertelstündchen nieder. Bei stärkeren Schmerzen entsprechend länger. Atmen Sie im Liegen tief aus, indem Sie die Hände auf Ihren Bauch legen und beim Ausatmen sanft nachdrücken. So, als wollten Sie Ihren Nabel wie einen Druckknopf an Ihre Wirbelsäule heften. Atmen Sie dann langsam tief ein. Jetzt wölbt sich Ihr Bauch vor, als wollte er den Gürtel sprengen.

Es dauert eine Zeit, bis Sie es richtig können. Üben Sie deshalb, wo immer Sie können. Fühlen Sie, wie der starre Brustpanzer weiter wird. Bewegen Sie Ihre Schultermuskeln. Bringen Sie Ihre Rückenmuskulatur in Gang. Das können Sie bei jeder Arbeit, ohne große Gymnastikvorbereitungen. Nur wenn Sie sehr verspannte Muskeln im Rücken und zu schwache Muskeln am Bauch haben, sollten Sie einen Gymnastikkurs besuchen. Ihrem Kreuz zuliebe!

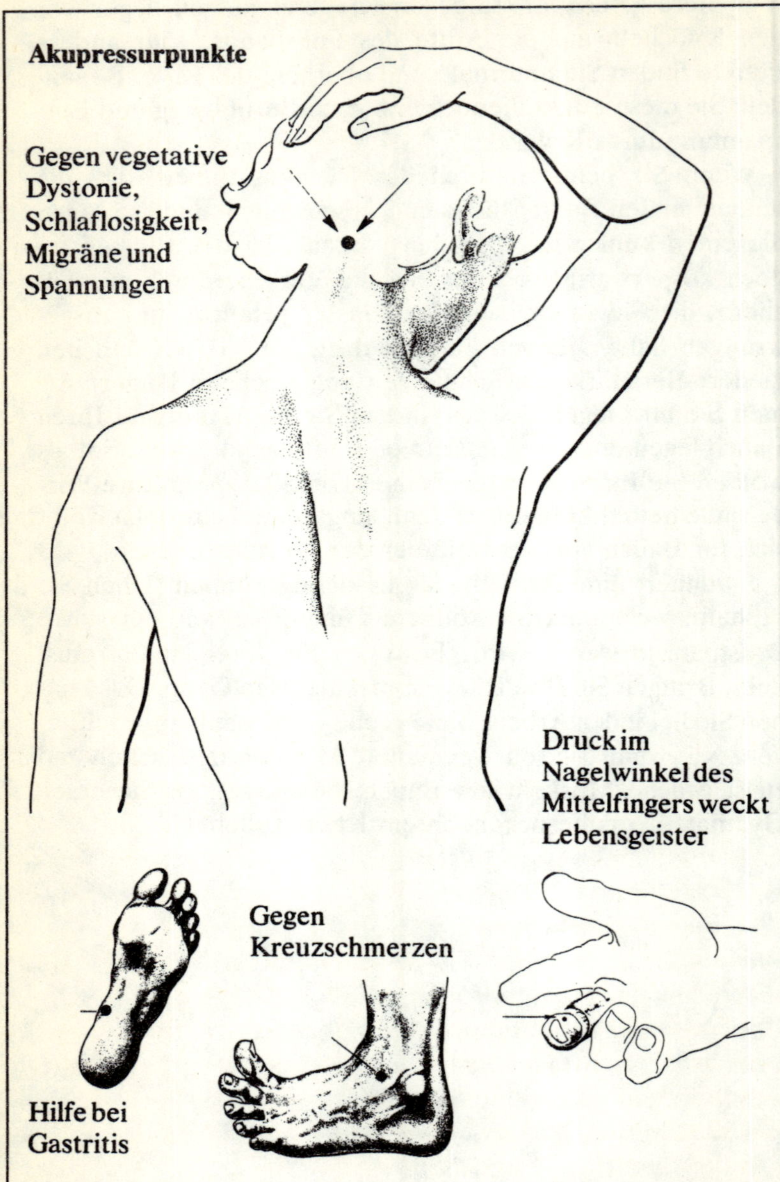
Akupressurpunkte
Gegen vegetative Dystonie, Schlaflosigkeit, Migräne und Spannungen
Druck im Nagelwinkel des Mittelfingers weckt Lebensgeister
Gegen Kreuzschmerzen
Hilfe bei Gastritis

Akupressur gegen Schulterschmerzen

Wenn bei Wetterwechsel oder im kalten Wind der Schultergürtel zu ziehen beginnt, können Sie sich mit den Fingerspitzen helfen. Setzen Sie sie in die Akupressurpunkte und massieren Sie mit sanftem oder stärkerem Druck.

- Vor jeder Pressur wärmen Sie die Schultergelenke mit feuchtheißen Tüchern vor.
- Streichen Sie mit beiden Händen unter den Schlüsselbeinen von innen nach außen, danach über die Brust links und rechts bis zu den Achselhöhlen.
- In der Mitte des äußeren Unterarms suchen Sie tastend den Schmerzpunkt, der reflektorisch auf das Schultergelenk einwirkt.

Ein zweiter Schmerzpunkt für das Schultergelenk liegt an der Außenseite des kleinen Zeh, wo dieser in den Fuß übergeht. Diese Stelle kann bei arthritischen Gelenken sehr weh tun und man muß den Druck der Fingerkuppe behutsam dosieren. Auf dem Fußrücken hinter allen Zehen liegt der Reflexstrang für den Schultergürtel.

Akupressur gegen Gastritis

Mit Erkrankungen der Magen- und Darmschleimhaut laufen heute Millionen Menschen herum. Und Zehntausende wissen nichts davon, denn jeder dritte Gastritispatient hat keine Beschwerden. Dagegen klagen sieben von zehn Magenkranken über Beschwerden und Schmerzen, ohne daß sich an ihrer Magenschleimhaut ein Befund erheben läßt. In einem Alltag, in dem ständige Höchstleistungen selbstverständlich sind, stehen auch die inneren Organe im Körper sämtlich unter Hochspannung. Über das Nervennetz sind sie bekanntlich alle zusammengeschaltet. Daher haben bereits Schulkinder heute bei uns chronische Magen-Darmleiden.

Ändern Sie vor allem Ihre Gewohnheiten!

- Essen Sie statt wie bisher dreimal täglich sechsmal kleine Portionen.
- Legen Sie Ruhepausen ein.
- Legen Sie sich mittags hin, wenn das möglich ist.
- Schirmen Sie sich gegen die Überflutung mit Informationen ab.
- Versuchen Sie ruhiger zu werden.

Wenn es dann wieder in ihrer Magengrube zu brennen und zu krampfen anfängt, können Sie sich mit Akupressur helfen. Sie hat sich bei Schmerzen dieser Art besonders bewährt.

- Bei einer Verkrampfung des Magens legen Sie die Handfläche auf die Magengrube. Mit dem Ballen übt sie Druck auf die Stelle unmittelbar unter dem Schwertfortsatz aus. Der Schwertfortsatz ist das unterste Stück des Brustbeins, das direkt unter der Haut liegt. Man kann es tasten.
- Gezielter drückt der Mittelfinger der rechten Hand, wenn man den Zeigefinger so auf die Bauchhaut aufsetzt, daß seine Kuppe den Rand des Schwertfortsatzes oben spürt. Der starke Druck setzt sich in Wellen zum Magen hin fort. Ein einmaliger Druck löst den Krampf. Wer den Punkt exakt trifft, kann sich damit auch vom lästigen Krampfverschluß des Dickdarms befreien.

Wenn Sie während einer Akupressur an andere Dinge denken, wenn Sie vom Radio oder Maschinenlärm abgelenkt werden, wenn Sie ärgerlich oder verdrießlich sind, bleiben Verkrampfungen und Schmerzen bestehen. Suchen Sie geduldig »Ihren« Punkt.

- Kommen Sie unter dem Schwertfortsatz nicht weiter, hilft Ihnen womöglich der Reibedruck gegen das Ende Ihrer zehnten Rippe. Oder der Druck an der Schädelbasis in der Vertiefung, die Sie am Hinterkopf ertasten können, wenn Sie den Kopf etwas zurückbeugen. Sind Sie mit den Reflexzonen an Ihren Füßen schon besser vertraut, so finden Sie die Magenregion auf der Innenseite der Fußsohle, dort, wo die Fußwölbung ihren Anfang nimmt. Aber: Hüten Sie sich stets davor, ohne eine genaue Feststellung Ihres Leidens an Ihrem Körper herum zu experimentieren. Die Akupressur heilt weder organische noch psychische Erkrankungen. Sie kann Schmerzen lindern oder zum Verschwinden bringen. Vergessen Sie jedoch nicht, daß Ihre Schmerzen Ursachen haben. Und vergessen Sie deren Beseitigung nicht!

Akupressurpunkte

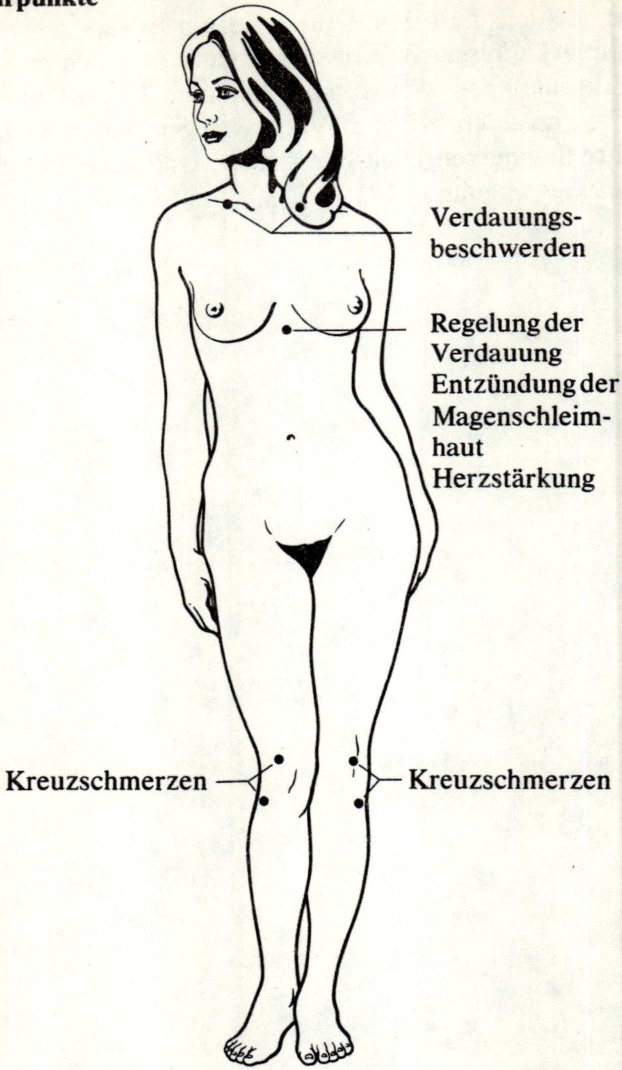

XI
Allergien

Lebenskraft durch Honig und Pollen

Tag und Nacht nehmen Sie aus Ihrer Umwelt feste, flüssige und gasförmige Stoffe auf. Einige dieser Stoffe erfreuen Sie, viele ertragen Sie und auf manche reagieren Sie gereizt. Nimmt diese Gereiztheit explosive Ausmaße an, spricht die Medizin von einer Allergie.

Jede Blumenfreundin kennt die Primelkrankheit. Sie bekommen einen Topf mit herrlich bunten Schlüsselblumen geschenkt. Beim Gießen berühren Sie die Drüsenhärchen der Primel. Das Sekret der Härchen näßt Ihre Haut, und der juckende Nesselausschlag läßt nicht mehr lange auf sich warten. Außer Primeln kann alles, was Sie anfassen, eine Hautexplosion auslösen: ein Pudel, Ihr Wellensittich, ein Pferd, die Katze Ihres Nachbarn, Wolle, Seife, Kunststoffe und Chemikalien.

Eine andere »Berührung« mit der Umwelt geschieht über Ihre Atemluft. Sie glauben nicht, was Sie alles einatmen: Pflanzenkeimzellen, die in der Luft schweben, feinste Federchen, mikroskopisch kleine Haare, Rauch und Rußpartikel, Pilzsporen, die Zelltrümmer untergegangener Organismen, Schimmelpilz- und Gesteinsstaub und die Abgase aus Fabrikschornsteinen.

Blühende Wiesen rufen bei Zehntausenden alljährlich nicht endende Tränenströme hervor. Ein Spaziergang unter blühenden Linden löst Fieber und schwere Migräneanfälle mit unerträglichen Schmerzen aus. Die Nasenschleimhaut ist rot entzündet. Fließschnupfen, von heftigem Niesen begleitet, macht jeden Aufenthalt unter Menschen unmöglich. Ein gräßlicher Zustand.

Ein einziges Gramm Gräserpollen enthält abgezählte hundert Millionen dieser luftleichten Pollenkörner. Auf Wiesenwegen ist zur Zeit der Gräserblüte jeder Quadratmeter mit fünf bis zehn Millionen Körnern bedeckt. Und schon drei Körnchen genügen, um bei Ihnen einen Heufieberanfall zu provozieren, falls Sie gegen Blütenpollen allergisch sind.

Allergien sind heimtückisch. Ein Medikament, vielleicht ein Schlafmittel, kann sich bei Ihnen einschleichen, ohne daß Sie spüren, daß Ihr Organismus dieses Mittel übelnimmt. An irgendeiner Stelle Ihres Körpers bereitet sich eine allergische Explosion vor. Irgendwann nehmen Sie ein anderes, ganz unschuldiges Präparat zu sich. Es löst die Zeitbombe aus. Von der Hauterscheinung bis zum Asthmaanfall, vom allergischen Erbrechen bis zum gefürchteten Schock ist jede Reaktion möglich.

Was es so schwierig macht, eine Allergie zu erkennen, ist die vertrackte Tatsache, daß es keine allergietypischen Symptome gibt. Ihre Migräne, ein Durchfall. Ihre Verstopfung oder ein Schock brauchen durchaus nicht die Symptome eines allergischen Protestes zu sein. Erst die Zusammensetzung des Symptomenpuzzles lenkt den Verdacht auf eine allergische Erkrankung.

Honig gegen Heufieber, Dauerschnupfen und Asthma

Falls Sie allergisch auf irgend etwas reagieren, wissen Sie, wie hartnäckig Ihr Organismus an diesem Eigensinn festhält. Doch manchmal eröffnen sich unvermutet überraschende Heilmöglichkeiten. Zum Beispiel gegen Heuschnupfen, den Dr. med. W.G. Peterson, Facharzt an einer amerikanischen Klinik für allergische Erkrankungen, mit Honig erfolgreich behandelt. Im gräserreichen Präriengebiet von Oklahoma verordnet er Tausenden von Heufieber-, Dauerschnupfen- und Asthmapatienten täglich einen Löffel Honig. Wenn der

Honig aus der Landschaft stammt, in der der Patient zu Hause ist, führt er bei den meisten Allergikern zur Linderung oder zur Heilung. Voraussetzung, der Honig ist naturbelassen.

Wollen Sie Dr. Petersons Erfahrungen für sich selbst nützen, sollten Sie darauf achten, daß Sie den Honig von dort beziehen, woher Sie auch Ihre Allergie bezogen haben. Denn in diesem Honig finden sich diejenigen Blütenpollen und Stäube, gegenüber denen Ihr Organismus seine unüberwindliche Abneigung entwickelt hat. Die Absicht der Honigmedikation zielt darauf, mit homöopathischen Pollendosen die übersteigerte Empfindlichkeit Ihres Organismus' allmählich abzubauen.

Ist Ihr Körper wirklich nur deshalb gereizt, weil er die Pollen nicht ausstehen kann, können Sie sich Hilfe vom Honig oder vom Blütenpollen versprechen. Sie müssen beide nur rechtzeitig einige Monate vor der Blütezeit einzunehmen beginnen.

Es kann jedoch auch sein, daß die Blütenpollen unschuldig sind. Sie sind nur der Auslöser der Zeitbombe. Der Sprengstoff ist die Gereiztheit, die ein ganz anderes Objekt aus Ihrer Umwelt in Sie hineingestopft hat.

Sie werden dies besser verstehen, wenn ich Ihnen den Fall der Heuschnupfenpatientin Johanna erzähle. Johannas Leiden begann, als sie sich in einen Mann verliebte, den sie wundervoll fand. Zu ihrem Unglück war er verheiratet. Sie arbeiteten beide im gleichen Büro, Schreibtisch an Schreibtisch. Lange Zeit merkte er nichts. Sie betete ihn an. Sie umsorgte ihn. Als er endlich dahinter kam, wie es um sie stand, ließ er sich versetzen. Sie fand es herzlos und fühlte sich verlassen und verraten. Doch ihrer Verzweiflung konnte sie keinen Ausdruck geben, denn niemand hätte ihre Tränen gebilligt. Zum Glück kam ihr die Gräserblüte zu Hilfe. Die Blütenpollen gaben ihr Gelegenheit, sich endlos ausweinen zu dürfen, ohne daß ihr jemand den Vorwurf der Lächerlichkeit machen konnte. Die Blütenpollen, die die Explosion in ihren Nasenschleimhäuten auslösten, waren unschuldig; der Anlaß für Johannas Allergie war ein Mann. Kein Honig der Welt war imstande, Johannas Leiden zu heilen.

Honig, ein bewährtes Heilmittel

Solange es Menschen gibt, haben sie den Honig als Heilmittel und Leckerbissen geschätzt. Schon Ihre steinzeitliche Urmutter hat Honig fleißig als Medizin gesammelt. Fünftausend Jahre alte Honigrezepte liegen aus den ältesten Arztpraxen der Kulturwelt vor.

Honig erleichtert der Mutter die Schwangerschaft und dem Säugling die Entwicklung. Senioren verschafft er Wohlbefinden, Sportlern Olympiamedaillen und Bergsteigern ebnet er den Weg zum Gipfel. Sir Edmund Percival Hillary, der den höchsten Gipfel der Welt, den Mount Everest bezwang, war nicht umsonst Bienenzüchter im Hauptberuf. Bei seiner Bravourleistung unterstützten ihn seine fleißigen Bienen, von denen er fünf Pfund Honig mit auf den großen Berg nahm.

Der Mensch hat den Bienen das Leben immer schwerer gemacht, seitdem er fand, daß nicht nur Honig, sondern auch Rübenzucker süß schmeckt. Eine Zeitlang hielt man eine »Biene« nur für ein Hallo von einem Mädchen. Als Lieferant von Süßigkeiten schienen die sechsbeinigen Bienen vergessen zu sein.

Schon der Geheime Rat von Goethe war von der Vorstellung fasziniert, die unermüdlich tätigen Bienen arbeitslos zu machen, indem er ihre Bienenkörbe durch Zuckerfabriken ersetzte. Als weimarischer Minister, der zugleich ein großer Süßschnabel war, unterstützte er Professor Döbereiner beim Bau der ersten deutschen Stärkezuckerfabrik. Während man in Weimar noch auf die Kartoffel setzte, schwor der Chemiker Marggraf in Berlin auf Zuckerrüben. Sie waren es dann auch, die am Ende die Bienen entthronten.

Heute verspeisen Sie wie jeder Bundesbürger im Jahr mehr als vierunddreißig Kilogramm Haushaltszucker, während Sie in der gleichen Zeit nur ganze siebenhundertfünfzig Gramm Bienenhonig zu sich nehmen. Dabei enthält Bienenhonig fünf verschiedene Arten von Zucker, Haushaltszucker nur einen einzigen und nichts weiter. Mit Bienenhonig nehmen Sie außer Zucker jedoch noch Mineralien, Spurenelemente, Enzyme, Hormone, Vitamine, Amino- und andere Säuren sowie nicht weniger als fünfzig Aromasubstanzen zu sich.

Unter den Hausmitteln in Omas handgeschriebenem Rezeptbüchlein war Honig noch Topstar. Unsere Ärzte kamen erst später darauf, daß Honig schon für den Vater der Heilkunde, Hippokrates, die liebste Medizin war. Seine Medizinstudenten kannten nicht weniger als dreihundert Honigrezepte.

Bei allen Erkrankungen der Atmungswege ist Honig seit altersher das Arzneimittel Nummer eins. Ob Sie den Honig löffelweise essen oder nach Pfarrer Kneipps Rezept in Zitronensaft lösen, ob Sie nach Professor Oertels Vorschlag einen Eßlöffel Honig in eine Tasse Honigkleetee mischen oder nach Dr. Jarvin Honigwabe kauen, bevor Ihr Heu- und jeder andere Schnupfen einsetzt – Honig ist das bewährte Mittel, wenn Ihre Schleimhäute anschwellen, Ihre Nase läuft, wenn Sie der Husten quält und Verschleimung Ihnen das Atmen immer schwerer macht.

Dr. Jarvin suchte in der Honigwabe nach einem Stoff, der besonders bei allergischen Erkrankungen der Atmungsorgane wirksam wird. Er ließ seine Heufieberpatienten Honigwabe kauen. Nach drei Minuten Kauen begann der Tränenfluß aus ihren Augen zu versiegen. Nach sechs Minuten Kauen waren die Nasenschleimhäute so weit abgeschwollen, daß die Patienten wieder durch ihre Nasen atmen konnten. In der gleichen Zeit begann auch der Fließschnupfen zu trocknen und die Heiserkeit löste sich.

Pollen – ein Konzentrat der Lebenskraft

Inzwischen wird nicht nur dem Honig, sondern auch dem Blütenpollen größere Beachtung geschenkt. Der Pollen, das sind die männlichen Keimzellen von Blüten. Im Pollen konzentriert sich die Lebenskraft der Pflanzen. Diese Lebenskraft geht auf Sie über, wenn der Pollen naturbelassen bleibt und mit äußerster Sorgfalt gesammelt und behandelt worden ist.

Einen reichhaltigen Pollen erkennen Sie am großen Korn und an seiner Buntheit. Vom hellen Gelb bis zum tiefen Braun sollten alle Farbtöne auf seiner Palette vertreten sein. Er muß gegen Licht und Sonne geschützt werden. Er muß jung sein und darf auch zur Trocknung nicht überhitzt werden. Darauf sollten Sie unbedingt achten, wenn Sie vom Blütenpollen Gesundheitsförderung für sich und Ihre Familie erwarten.

Ein guter Pollen stärkt die Abwehrkraft und Verteidigungsbereitschaft Ihres Körpers gegen Mikroben. Er aktiviert die Mauserung der Zellen in Ihrem Organismus. Er senkt Ihren Blutdruck. Er behebt Ihre vorschnelle Ermüdbarkeit und Ihre Erschöpfung. (Natürlich nicht in einer Woche oder gar an einem Tage!) Er beeinflußt Ihren Stoffwechsel günstig. Er normalisiert Ihren Stuhlrhythmus. Es werden dem Pollen auch krebsfeindliche Eigenschaften nachgerühmt, die von der Wissenschaft nachgeprüft zu werden verdienten.

Der Pollen erleichtert auch Ihr Denken und Ihre geistige Arbeit: Der französische Wissenschaftler Caillas führt sich selbst als Beispiel dafür an. Ein Buch über Blütenpollen schrieb Caillas in zwei Wochen. Und das nach seinem zweiundsiebzigsten Geburtstag. Hoch in den Achtzigern verfaßt er noch regelmäßig Beiträge über die Bedeutung der Bienen, deren Pollen er seine ungebrochene Vitalität zuschreibt.

Professor Deviatrein macht in Rußland darauf aufmerksam, daß regelmäßige Einnahme von Blütenpollen die Gefahr eines Schlaganfalls herabsetzt. Das im Pollen enthaltene Rutin wird in der Medizin bei Blutungen verwendet, die bei krankhaft erhöhter Durchlässigkeit der kleinsten Blutkanäle auftreten. Schwedische Ärzte weisen darauf hin, daß der Pollen günstig bei Prostatabeschwerden wirke.

Der Futtersaft für die Königin des Bienenvolkes ist als Gelee royale in Frankreich mit Erfolg bei vegetativer Dystonie, gegen Depressionen, Teilnahmslosigkeit, Überängstlichkeit und Alterserscheinungen eingesetzt worden.

XII
Schnupfen

Kampf gegen die Volkskrankheit

Sein Leben ist eine nicht abreißende Kette von Erkältungen. Und er macht sich genau so wenig daraus wie Sie. Was ist denn schon ein Schnupfen! Das hat doch nichts zu sagen, denken Sie, und gehen an Ihre Arbeit wie jeden Tag. Genau wie er . . .

Als er mit seinem Vater einen Abstecher nach Wien macht, fängt es an. Da ist er sechs Jahre alt. Die ganze Fahrt regnet es. Der Wind ist kalt und ungemütlich. Es ist Oktober. Der Junge bekommt einen heißen Kopf. Seine Nase läuft. Vater fährt weiter. Es ist ja nur ein kleiner Schnupfen! Die Schleimhäute sind entzündlich gereizt. Ein Katarrh. Deswegen packt man ein Kind doch nicht gleich ins Bett. Dann müßte man ja die ganze schöne Reise umdisponieren. Es wird weiter gefahren. Wie viele Väter fahren nicht bei einem Schnupfen weiter! Wie viele Frauen besorgen nicht mit fiebrig glänzenden Augen ihren Haushalt. Wie viele Kinder gehen nicht mit laufender Nase in die Schule. Ein Glas Milch, eine Tablette und eine Tasse Tee, und schon heißt es: Du bist sowieso schlecht in der Schule. Nachher fällst du noch weiter zurück. Hab dich nicht so!

Der kleine tapfere Mann tut natürlich, wie ihm gesagt wird. Ihm ist kalt. In seinem geschwächten Körper breiten sich Kugelbakterien, Streptokokken und Staphylokokken aus. Doch die sieht man nicht. Und was ich nicht weiß, das macht mich nicht heiß. Nach einer Woche bilden sich hellrote, schmerzhafte Knoten an den Beinen und am Popo. Der Junge bekommt eine Knotenrose. Endlich steckt man ihn ins Bett. Für genau zehn Tage.

Danach gibt es wieder, was ehrgeizige Eltern die Pflicht nennen. Erholung außer der Reihe halten sie für eine Art Sünde. Zum Kräftesammeln sind die Ferien da. Wiederaufbau von Körpergewebe verdächtigen sie als Faulheit und Drückebergerei. Hat man nicht Medikamente, die für die Wiederherstellung zuständig sind? Und im unerschütterlichen Glauben an den Wirkzauber der Medizin mutet man seinem Organismus mehr zu, als er verkraften kann.

Gehören Sie etwa auch zu diesen bienenfleißigen, pflichtbewußten und unermüdlichen Leuten, die unbedingt arbeiten müssen, auch wenn sie vom Schnupfen erschöpft sind und sich hundeelend fühlen?

Sie wollen weiterkommen. Sich mehr anschaffen. Und wenn es geht, auch eine Stufe auf der Erfolgsleiter höher klettern. Die Familie soll darauf Rücksicht nehmen. Und deshalb können Sie auch keine Rücksicht auf einen Schnupfen nehmen.

Der Junge, von dem wir hier sprechen, heißt Wolfgang. »Unser Wolferl« nennt ihn der zärtliche Vater. Unser Wolferl bekommt regelmäßig seinen Schnupfen, seine Heiserkeit, seine Zahnschmerzen und sein Halsweh. Genau so regelmäßig bekommt er seine Medizin. Und trotz aller Medikamente wird er im November seines zehnten Lebensjahres so krank, daß er auf keinem Fuß stehen und weder Zehen, noch Knie bewegen kann. Der überforderte Organismus kämpft mit Fieber verzweifelt den Gelenkrheumatismus nieder, der ihn befallen hat. Doch wer denkt schon bei einem Zehnjährigen an Rheumatismus! Man gibt mehr Medikamente in stärkerer Dosis.

So geht es nun Jahr für Jahr. Kaum versucht der Organismus, sich zu reorganisieren, unterläuft eine neue Erkältungskrankheit den Aufbau notwendiger Reserven. Wie ein Staat, der sich mit ständigen politischen Unruhen, überhöhten Forderungen einzelner Gruppen, der galoppierenden Schwindsucht einer Inflation und wachsenden wirtschaftlichen

Schwierigkeiten auseinandersetzen muß, der chronisch fiebert, ohne zu gesunden, so verbraucht der Körper Wolfgangs alle Kräfte im vergeblichen Bemühen, seiner notorischen Schwäche Herr zu werden. Er kann sich umso weniger auskurieren, als er im ständigen Streß der Leistungsüberforderung steht, die nicht einmal honoriert wird. Mit einunddreißig Jahren droht Wolfgang nicht nur der körperliche, sondern auch der wirtschaftliche Konkurs.

Als nun auch die nächsten vier Jahre niemand einen Finger rührt, um dem erschöpften Körper Wolfgangs die lebensnotwendige längere Erholungspause zu ermöglichen, bricht der Organismus zwei Monate vor seinem sechsunddreißigsten Geburtstag zusammen. Der Staat, Behörden, zahlreiche Organisationen und ein unübersehbares Heer von Menschen werden nach seinem Tode in aller Welt Millionen an ihm verdienen. Mit seinem durch die ewigen Erkältungen von Bakterien vergifteten Körper hat er zwanzigtausend Seiten mit Noten beschrieben. Sechshundertdreiundzwanzig Werke hat er hinterlassen. Sein Erbe ist ungeheuer: Goldminen, deren Ausbeutungsmöglichkeiten in mehr als zweihundert Jahren immer größeren Umfang angenommen haben. Er heißt Wolfgang Amadeus Mozart. Ein ganz moderner Mensch, wie er sich uns da präsentiert mit seinen regelmäßigen Erkältungen, seiner Medikamentengläubigkeit und seiner Unfähigkeit, sein Arbeitstempo zu stoppen, um sich ins Bett zu legen und richtig Pause zu machen.

Wolfgang Amadeus Mozart *komponierte 24 Bühnenwerke, 71 Arien und Chöre mit Orchester, 6 Kantaten, 18 Messen, 66 Lieder, 45 Sinfonien, 36 Serenaden, 68 Orchesterstücke, 45 Klavierwerke, 48 Instrumentalkonzerte, 101 Kammermusikwerke und einiges andere. Dabei war er zeit seines Lebens krank. Die endlose Kette seiner Krankheiten begann mit einem leichten Schnupfen, der nicht ausgeheilt wurde. Mozart starb vor seinem 36. Geburtstag.*

Was tun Sie, wenn Sie sich nicht wohl fühlen?

Legen Sie sich etwa mit einer Erkältung ins Bett, gleichgültig, ob Sie Ihre Verkühlung Angina oder Katarrh oder grippalen Infekt nennen? Sie fühlen sich nicht wohl – haben Schnupfen. Dann kommen Schluckbeschwerden hinzu, die nach den Ohren ausstrahlen, eine heiße Stirn, mitunter Schüttelfrost, Kopfschmerzen, Appetitlosigkeit, Ihre Zunge ist belegt und Ihre Stimme klingt kloßig. Was tun Sie?

Von hundert Männern gießt die Hälfte einige beherzte Grogs oder hochprozentigen Punsch mit schwarzem Tee hinter den Kragen. Von der anderen Hälfte schluckt der eine Teil Pillen, der andere versucht's mit der Sauna. Fast alle (oder alle?) gehören zum Verein der Bettschoner, die sich albern vorkommen, mit einem Schnupfen unter die aufgeheizte Bettdecke zu kriechen. Und die Frauen? Tragen Sie etwa, weil die Nase tröpfelt oder die Hauptäste Ihrer Luftröhre knistern oder rasseln knielange, wollene Liebestöter?

Können Sie etwa unterscheiden, ob Sie an einer simplen Erkältung oder an einer heimtückischen Grippe erkrankt sind? Wissen Sie denn, ob sich Ihr Schnupfen nicht zu einem Abszeß hinter den Mandeln und danach zu einer Nierenentzündung auswächst? Oder ob dem Katarrh der oberen Luftwege eine Lungenentzündung folgt? Oder ob sich aus dem Schnupfen nicht eine eitrige Mittelohrentzündung entwickelt, der sich ein Hirnabszeß anschließt? Oder ob sich hinter einem fieberhaften Infekt nicht eine Gürtelrose tarnt, die Sie später mit jahrelangen Nervenschmerzen martern wird? Oder ob eine Verkühlung nicht zu einem degenerativen Rheumatismus ausartet, der sich im Stadium einer allgemeinen körperlichen Erschöpfung und nach Entgleisung der Widerstandsfähigkeit geschwächter Gewebe für immer bei Ihnen einnistet?

Über den unscheinbaren Wurzeln einer leichten Erkältung erhebt sich ein Dschungel schwerster Erkrankungen. Die

Statistiken täuschen uns, weil sie nur die Folgekrankheiten aufzählen und deren wenig eindrucksvolle Herkunft unterschlagen. So verweisen erst spezielle Arbeiten über Wolfgang Amadeus Mozart auf die Unzahl seiner Erkältungen. Doch auch bei ihnen heißt es immer noch, dieser größte Tonschöpfer sei an einer chronischen Nierenentzündung gestorben. Oder er sei einem Giftmord erlegen. Die Wahrheit jedoch ist, daß Wolfgang Amadeus Mozart wie unzählige Menschen der Gegenwart den zermürbenden Untergrundkrieg in seinem Organismus mit den überfallartigen Angriffen von Streptokokkengruppen nicht überstanden hat. Mit anderen Worten: der Unglückliche hatte der systematischen körperlichen Zermürbung durch sich immer wiederholende Erkältungen nichts entgegen zu setzen. Die erschütternde Tragik dieses allzufrühen Todes sollte Sie nicht nur zu einem Stoßseufzer darüber veranlassen, wie die Welt mit ihren Genies umgeht, sondern sollte Ihnen für sich selbst etwas zu denken geben.

Sie haben heute, was Mozart nicht besaß, den Schutz von Krankenkassen und Versicherungen. Ein hochspezialisiertes medizinisches Wissen, dem es gelang, die für die tödlichen Epidemien verantwortlichen Bakterien und Viren auszuschalten, ist Ihr verläßlicher Partner bei der Verteidigung Ihres Organismus. Und dennoch beschweren Sie sich, daß Sie trotz aller Fortschritte in der Hygiene, der ärztlichen Diagnostik und der Triumphe der Arzneimittelforschung noch immer bei der nächstbesten Verkühlung einem Fließschnupfen ausgeliefert sind!

Vielleicht gibt es einen schwerwiegenden Grund hierfür, der in Ihnen selber liegt. In Abertausenden von Jahren haben sich Ihre Voreltern daran gewöhnt, in zitternd-gläubigem Vertrauen dem Medizinmann die Sorge für Ihren Körper zu überlassen.

Krankheit galt in den Ewigkeiten der menschlichen Entwicklung als unabwendbares Schicksal, das von bösen Geistern, unsichtbaren Wesen, von Seelen und Dämonen über den Menschen verhängt wurde. Besonders beherzte Leute ließen sich in gefährliche Auseinandersetzungen mit diesen Mächten ein. Sie nannten sich Medizinmänner und versuchten, mit zaubrischen Tricks Krankheit und Krankheitserreger wegzumanipulieren. Doch viel scheint es nicht geholfen zu haben. Die Menschen starben früh. Die meisten schon als Kinder. Krankheiten waren wie das Wetter. Man mußte sie hinnehmen. Man war dazu verurteilt.

Von dieser in Jahrzehntausenden fixierten Einstellung scheinen sich mehr Reste bis in unsere Gegenwart erhalten zu haben, als man glauben möchte. Alle wissen, daß die nächste Übergangszeit mit Schnupfen, tränenden Augen und Kopfschmerz kommt, daß in jedem Büro und jedem Lokal heimtückische Bakterien und Viren auf wehrlose Beute lauern. Niemand brauchte wehrlos zu sein, doch unglaublich viele Mädchen, Frauen und Männer liefern sich schicksalergeben wie ihre Vorfahren noch immer ihren gefährlichsten Feinden aus. Man lädt sie geradezu ein, von seinem Organismus Besitz zu ergreifen. Sind das nicht Überbleibsel längst vergessen gewähnten Steinzeitglaubens?

Mädchen klärt man mit massivem pädagogischem Aufwand über die Funktion ihrer Geschlechtsorgane auf. Wer klärt sie über die Schutz- und Abwehrfunktionen ihres Organismus gegen eine Erkältung auf? Wieviel Mädchen fühlen sich von der Mobilmachung der Bakterien in der Übergangszeit zwischen Herbst und Winter beunruhigt? Tragen sie nicht selbst bei dem miesesten Wetter die winzigsten Slips und die kürzesten Hemdchen, als könnten sie niemals das Opfer einer Vergewaltigung von Viren werden? Wissen sie nichts davon, daß nach einem schon überstandenen Schnupfen aus heiterem Himmel plötzlich Kopfschmerzen erneut Alarm schlagen und Kreuzschmerzen auf eine Nierenschwellung und Kapselspannung hindeuten können? Hat ihnen niemand gesagt, daß eine allergischentzündliche Reaktion der

Haargefäße ihre Nierenkanälchen schwer in Mitleidenschaft ziehen kann? Eine akute Glomerulonierenentzündung befällt fast ausschließlich Kinder und junge Leute bis dreißig.

Die Golmeruli sind Elemente des Filtersystems der Nieren. In ihnen wird jede Minute ein Fünftel Ihrer Gesamtblutmenge gereinigt. Bakteriengifte, die bei einer Entzündung der oberen Atemwege gebildet werden, müssen durch den Harn aus Ihrem Körper ausgeschieden werden. Nun gibt es bestimmte Streptokokkengruppen, die speziell auf die Nieren zielen.

Aus dem kleinen Schnupfen wird die schwere und akute Allgemeinkrankheit, bei der die Nieren im Mittelpunkt stehen.

Nach hunderttausend Jahren Tätigkeit vorwiegend in frischer Luft zieht sich der Mensch heute mit jeder Generation immer tiefer in das künstliche Klima seiner Häuser und Industriebauten zurück. Der Wechsel zwischen der Luft der Innenräume und der Außenluft wird auch für Sie mit jedem Jahr immer schroffer. Dieser jähe, mehrmalige Wechsel am Tage trägt die Hauptverantwortung für Ihre Schnupfenanfälligkeit.

Wie die Erde ihre Atmosphäre als gasförmigen Mantel um sich aufbaut, so baut sich auch Ihr Körper seine eigene persönliche Atmosphäre mit einer eigenen elektrischen Spannung und einem eigenen Mikroklima um sich auf. Bei jedem Wechsel zwischen einem geschlossenen und geheizten Innenraum und der Außenwelt wird diese persönliche Atmosphäre um so stärker erschüttert, je größer die Spannungsunterschiede der Elektrizität sind und je entgegengesetzter die Klimaformen aufeinanderprallen. Genau wie im Großen geht es auch im Kleinen nicht ohne Witterungskatastrophen, ohne Schweißausbrüche und blitzartige Kurzschlüsse ab.

Der Sturm, der bei einem solchen Übergang in Ihrer Eigenatmosphäre unmittelbar über Ihrer Haut tobt, der Temperatursturz, der sich beim Atmen von Ihrer Nasenhöhle bis in die feinsten Verästelungen der Luftröhren bemerkbar macht, bleiben nicht ohne Folgen für Ihren Organismus. Hoffentlich haben Sie ihn auf diese Unterschiede schon vorbereitet, als sie noch nicht so extrem waren wie in Spätherbst und Winter.

So beugen Sie dem Schnupfen vor

Wenn Sie bei jedem Wetter spazierengegangen sind, häufig draußen gebadet haben, wenn Sie regelmäßig die Sauna besuchen, Ihren Körper nicht durch Überbeanspruchung erschöpfen, keinen Genußmittelmißbrauch treiben, so brauchen Sie nicht zu fürchten, daß Ihr Organismus sozusagen über Nacht von jedem jähren atmosphärischen Wechsel von neuem überrascht wird.

- Stürzen Sie nie wie gejagt aus einem warmen Zimmer nach draußen. Bleiben Sie einen Augenblick im Vorraum stehen.
- Atmen Sie tief die warme Zimmerluft, die sich in Ihren Lungen befindet, aus.
- Nehmen Sie die temperierte Luft des Vorraums in einem ebenso tiefen und ruhigen Atemzug in sich auf.

Haben Sie für Ihren Gang ins Freie warme Schuhe an? Sie sollten sie unbedingt anziehen. Es gibt direkte Nervenschaltungen von der Nasenmuschel zu fast allen Teilen Ihres Körpers. Werden Ihre Fußsohlen in dünnen Schuhen auf der Straße kalt, so fällt die Temperatur in Ihren Beinen. Über die Direktschaltung wird die Nase davon in Kenntnis gesetzt. Die Nasenmuschel verengt sich und nimmt kein Blut mehr auf. Die Drüsen stellen ihre Sekretabsonderung um so mehr ein, je tiefer die Temperatur in den Füßen absinkt. Ungehindert ziehen Bakterien ein und lassen sich in Rachen und im Hals nieder. Lassen Sie nicht zu, daß Ihre kalten Füße Feindbakterien auf diese Weise begünstigen!

Ziehen Sie auch Ihren Mantel an, der stets auf dem kühleren Flur hängen sollte. Die Luft in geschlossenen Räumen ist ein guter Leiter für Elektrizität. Ist Ihr Mantel mit dieser Luft gesättigt, können Sie bei starkem Spannungsunterschied zwischen Ihrer Eigenelektrizität und der atmosphärischen Elektrizität Kurzschlüsse in Ihrem Körper erleben. Sie werden zwar einen solchen Kurzschluß nicht als elektrischen Schlag, doch kurze Zeit später als Schnupfen merken.

Feindliche Bakterien brauchen Sie nicht zu fürchten, solange Ihre eigenen Bakterien, die als Mieter Ihre Schleimhäute vom Mund abwärts bewohnen, sich bei Ihnen wohlfühlen. Ihre persönlichen Bakterien dulden keine Mikro-Rokkerbanden, die ihre Wohnungen demolieren. Damit sich Ihre Bakterien bei Ihnen wohlfühlen, brauchen sie optimale Lebensbedingungen – ausgeglichene Temperaturen. Sie sollten alle extremen Belastungen zu vermeiden suchen.

Zu diesen Extrembelastungen gehören

- übermäßige Anstrengungen, zum Beispiel etwas unbedingt erreichen wollen,
- Kummer in der Firma,
- Familiensorgen,
- Existenzangst,
- wirtschaftliche Schwierigkeiten.

Vergessen Sie auch bei Graupelwetter, Nebelnieseln und Schneeschauern nie, sich irgendwann am Tage zu freuen. Freude kompensiert die negativen Gefühlserlebnisse, die bei schlechtem Wetter Ihren seelischen Haushalt leicht in die roten Zahlen bringen.

Wenn Kälteschauer den Rücken herunterrieseln, der Unterleib zum Tiefkühlfach, die Stimmung eisig und die Füße zu Eiszapfen werden, dann brechen für die Viren goldene Zeiten an. Mikrobiologen stellten fest, daß von vireninfizierten Kaninchen in frostiger Umgebung alle starben, bei Normaltemperatur vierzig von hundert, und bei Warmhaltung alle überlebten.

Ansteigendes Fußbad gegen Schnupfen

Nehmen Sie eine Fußbadewanne. Lassen Sie Wasser von 35 Grad Celsius einlaufen. Prüfen Sie die Temperatur mit einem Badethermometer. Fügen Sie eine Spezial-Badeessenz hinzu, die Sie aus dem Angebot der Arzneibäder-Fabriken auswählen. Wir nennen Ihnen einige Adressen im Anschriftenteil dieses Buches. Rühren Sie die Essenz um und stellen Sie Ihre Füße in das Wasser. Lassen Sie nach und nach heißes Wasser zufließen. In 20 Minuten soll das Wasser in der Wanne 45 Grad warm sein. Überprüfen Sie die steigende Temperatur mit Ihrem Thermometer. Nach 20 Minuten brausen Sie Ihre Füße kalt ab. Oder Sie folgen den Gebrauchsanweisungen der Spezialbäder. Trocknen Sie Ihre Füße ab und gehen Sie schlafen. In der Schnupfenzeit fünfmal die Woche anzuwenden.

Überwärmungsbäder sind nicht nur gegen Schnupfen gut

Messen Sie Ihre Körpertemperatur. 1 Celsiusgrad niedriger soll das Wasser sein, das Sie in die Badewanne einlaufen lassen. Fügen Sie einen Aufguß aus wohlriechenden, stärkenden Heilkräutern hinzu. Legen Sie sich so ins Wasser, daß nur Nase und Mund nicht vom Wasser bedeckt sind. Es muß jemand bei Ihnen bleiben. Lassen Sie sich einen Heublumensack in den Nacken schieben. Ihre Badehilfe, Mutter, Schwester oder Ehemann, läßt heißes Wasser zufließen. In 15 Minuten ist das Wasser 38° bis 39° warm. Sie dürfen sich ab und zu einen Schluck Tee reichen lassen. Stehen Sie langsam aus dem Bad auf. Lassen Sie sich helfen. Nun ins Bett. Eine Stunde Schwitzen. Dann selbst abrubbeln. Nachthemd an und schlafen. Maria Schlenz, eine Innsbrucker Hausfrau, hat das Überwärmungsbad erfunden. Bevor Sie sich das erste Bad selbst zubereiten, sollten Sie es sich von einem Fachmann zeigen lassen. Nie allein ins Überwärmungsbad, es muß jemand aufpassen. Machen Sie bitte keine Gewohnheit daraus.

Spezialbäder gegen Schnupfen

- Nehmen Sie Wannenbäder, wenn Sie sich unbehaglich fühlen.
- Nehmen Sie ein Überwärmungsbad.
- Kriechen Sie ins Bett, trinken Sie heiße Aufgüsse von Lindenblüten und Holunder und schwitzen Sie.
- Warme Füße bekommen Sie nach ansteigenden Fußbädern, deren Wasser Sie von fünfunddreißig auf fünfundvierzig Grad erwärmen. Sie können Fußbadewannen für eine Kur mieten und die Wirkung steigern, wenn Sie geeignete Zusätze ins Wasser geben.
- Fängt die Nase bereits an zu tröpfeln, bringt Ihnen ein Kopfdampfbad Erleichterung, dem Sie nach Belieben ätherische Öle zusetzen können.

Schnupfenviren sind beängstigend schnelle Geschöpfe. Um eine Zelle in Ihrer Schleimhaut anzubohren, hineinzuschlüpfen und aus einem Molekül vom Mark dieser Zelle Tausende von Schnupfenerregern in Form winzigster Eiweißkörper zu produzieren, benötigt ein Virus gestoppte hundert Sekunden. In dieser hexenhaften Geschwindigkeit hängt sich Ihnen ein Schnupfen an. Kunststück, daß es so schwer ist, keinen zu bekommen.

Hausmittel gegen Schnupfen

In Bayern hilft das Schnupfen gegen den Schnupfen. Mit zweihundertfünfzigtausend Kilogramm Schnupftabak im Jahr räumt man die bundesdeutschen Nasen südlich der Mainlinie aus. Weiter nördlich mischt man einen Punsch aus glühendem Rotwein, Honig, Zimt und Nelken. Andere schwören auf heiße (nicht gekochte) Milch mit einem Eßlöffel Honig. Oder, wenn man keinen Honig im Haus hat, mit Weinbrand. In England sind sechsundvierzig von fünfzig

Testpersonen mit Milchkuren jahrelang frei von Erkältungskrankheiten geblieben.

Was Sie außerdem tun können

- In der Schnupfenzeit sollten Sie so wenig wie möglich fremde Hände schütteln und die eigenen Hände so oft wie möglich waschen, sich nie anhusten lassen und stets Einmaltaschentücher benutzen.
- Rütteln Sie die eingeschlafene Elektrizität in Ihrem Schlafzimmer, Ihren Arbeitsräumen, Ihrem Büro wieder wach, indem Sie kräftig durchlüften.
- Gehen Sie in der Mittagspause spazieren.
- Bürsten Sie morgens Ihren Körper mit einer Bürste aus Naturborsten in langsamen, zügigen Strichen. Sie regen Ihre Durchblutung an, und wenn Sie dazu noch tief und ruhig durchatmen, werden Sie sich wie neugeboren fühlen.
- Feuchte Heißluft von etwa 43 Grad in die Nase gepustet, läßt Viren absterben. Innerhalb 24 Stunden können Husten und Schnupfen mit einem Gerät geheilt werden, das das Pariser Pasteur-Institut gemeinsam mit dem israelischen Weizmann-Institut entwickelt hat. Es soll auch bei allergischem Schnupfen helfen. Erfinder des »Rhinotherm-Gerätes« ist der Nobelpreisträger für Medizin, Professor André Lwoff, Mikrobiologe an der Sorbonne in Paris.

XIII
Kneipp-Kur

Gesundheit durch Wasser

Zwanzigtausend Patienten behandelt Sanitätsrat Dr. med. Schalle erfolgreich mit einer Kneippkur. Dann erst erteilt er dieser Kur ein Zeugnis: »Je länger man sich mit der Kneippschen Heilmethode als Arzt befaßt, desto mehr bewundert man die Vielseitigkeit der Anwendungsweise, die Exaktheit und die Feinheit der Anwendungsformen, die Weisheit und den tiefen Gehalt der Lehren Sebastian Kneipps und die Zuverlässigkeit und Kraft ihrer Heilwirkung.«

Dr. Schalle ist nicht der einzige Arzt, der die Vorzüge der biologischen, naturgemäßen Behandlung kennengelernt und ausgeübt hat. Pfarrer Kneipp ist sein Lehrer gewesen. An der Seite des Priesterarztes hat der Mediziner den Segen des heilenden Wassers täglich an einer unabsehbaren Patientenschar miterlebt. Und er ist Augenzeuge gewesen, wie die ganze Welt aufhorchte, als die sensationellen Heilerfolge Sebastian Kneipps bekannt wurden.

Wieso aber weiß man auf unseren Hochschulen nichts von dieser wunderbaren Art, mit Wasser zu heilen? fragt sich der Akademiker Schalle. Bei der Nachforschung nach den Ursachen macht er eine überraschende Feststellung. Mit Wasser behandeln schon seit Jahrtausenden wissende Ärzte ihre leidenden Mitmenschen. Einer der größten Dichter des Altertums, Euripides, steht hingerissen vor den großen Heilerfolgen ägyptischer Ärzte. Vor mehr als zweitausend Jahren schreibt er als Summe seiner Beobachtungen nieder: »Das Wasser heilt alle Gebrechen der Menschen.«

Wasser als Medizin hat nur einen Nachteil. Es verlangt die aktive Beteiligung des Patienten an der Niederkämpfung seiner Krankheit. Aktiv zu sein, liegt jedoch manchen Menschen nicht. Und wenn sie sich krank und schwach fühlen, halten es die meisten geradezu für eine Herausforderung ihres Schicksals, Aktivität entfalten zu wollen. Sie finden es bequemer, sich behandeln zu lassen, als selber zu handeln. Anstatt sich entschlossen ihrer Haut zu wehren, überlassen es leidende Menschen lieber anderen, für sie zu kämpfen. Sie ziehen es vor, ihrer Hinfälligkeit nachzugeben und sich von ihrer Schwäche bevormunden zu lassen. Sie verabscheuen die eigene Anstrengung. Sogar die, gesund zu werden. Sie überlassen es dem Doktor, der Krankenkasse und dem Apotheker, sie gesund zu machen.

Das Wasser fordert den Gesundheitswillen des Menschen. Es will den Kranken tätig sehen: im Schwitzen und Dünsten, bei den Bädern, den Güssen, den Wickeln, Kompressen und Packungen, den Dämpfen, beim Wassertreten und Taulaufen. Alle diese kleinen und großen Strapazen macht Wasser vielen Leidenden unsympathisch: Und so kommt es, daß das Wasser im Laufe der Jahrhunderte immer tiefer in der Wertschätzung des Menschen sinkt.

Als Vinzenz Prießnitz beweist, welche Heilkraft im fließenden, frischen Wasser lebendig ist, wird er als Scharlatan verdächtigt und als Kurpfuscher vor Gericht angeklagt. Als Sebastian Kneipp die Wasserheilkunde zu einem umfassenden und revolutionierenden Heilsystem ausbaut, wird er aufs schwerste angefeindet und bekämpft. Mediziner, die sich als Prießnitz- und Kneippschüler Naturarzt nennen, werden von ihren ärztlichen Kollegen boykottiert. »Man hält es«, sagt Professor Schönenberger, unser erster Universitätslehrer der Naturheilkunde, »um die Jahrhundertwende für standesunwürdig, einen Kollegen, der mit Wasser behandelt, auf der Straße zu grüßen«.

Den nicht standesgemäßen Umgang mit etwas so alltäglichem wie Wasser überläßt man Männern wie Sebastian Kneipp, der sich vorgenommen hat, den Menschen mündig zu machen und ihn aus der Bevormundung seiner Krankheiten zu befreien.

Ohne Wasser gibt es kein Leben. Und keine Gesundheit. Das scheinen Millionen heutzutage noch immer nicht zu wissen. Wenn Sie beobachten, wie Menschen mit unserem Grundwasser, unseren Bächen, unseren Flüssen, Seen und Meeren umgehen, können Sie Angst bekommen. Genauso aber gehen die Menschen auch mit sich selbst und ihrem fließenden Blut um. Sebastian Kneipp hebt beschwörend die Arme: »Wie die Not beten lehrt, so bin ich dazu gekommen, den Leidenden zu helfen. Ich selbst war ein Todeskandidat. Heute bin ich ein kerngesunder Mensch.« Womöglich fühlen Sie sich auch leidend, wenn auch vielleicht nicht als Todeskandidat. Können Sie sich ein Leben in Kerngesundheit nicht als wundervoll vorstellen? Dann wünschen Sie sicher, recht bald gesund zu werden. Wollen Sie wissen, wie es Pfarrer Kneipp angestellt hat?

Als Sebastian Kneipp im Allgäu geboren wird, genießt der zweiundzwanzigjährige Prießnitz in Schlesien bereits einen großen Ruf als Wasserdoktor. Als Kneipp zweiundzwanzig ist, finden Sie ihn als Webergesellen auf der Walze. Er hat weder die Aussicht Pfarrer zu werden, noch je als Wasserarzt Weltberühmtheit zu erlangen.

Wir sind alle auf die Hilfe eines Menschen angewiesen, solange wir größer werden wollen. Findet er sich nicht in unserer Familie, müssen wir ihn anderswo suchen. Für den Webergesellen Kneipp findet sich der hilfsbereite Mathias Merkle. Er ist Kaplan und bereit, dem Dorfjungen Sebastian Nachhilfestunden zu geben.

In einem Alter, in dem andere meinen, sie hätten es nicht mehr nötig zu lernen, büffelt Kneipp nachts für das Gymnasium. Tagsüber arbeitet er als Tagelöhner, denn er muß von etwas leben. Es gibt keine Vierzig-Stunden-Woche und keine Umschulungsbeihilfe für den, der einen Gipfel stürmen will. Der »borschtige Baschtl«, wie er in der Kindheit genannt wird, schafft den weiten Sprung auf die Universität.

Doch er opfert dafür seine Gesundheit. Er bekommt Lungenblutungen. Die Ärzte, die ihn behandeln, sehen schwarz. Für sie ist der Theologiestudent Kneipp ein Todeskandidat. Besser, er gibt sein Studium und seine ehrgeizigen Pläne auf.

Im Alter Sebastians bezahlen viele junge Menschen einen allzu kühnen Sprung in die Welt mit ihrer Gesundheit. Nicht wenige spüren es an ihren Lungen. Mit dreiundzwanzig wird der französische Schriftsteller Jean Jacques Rousseau kurzatmig, bekommt schleichendes Fieber und speit Blut. Auch er erwartet den Tod. Schon hundert Jahre vor Kneipp versucht er bereits, sich mit eiskaltem Gebirgswasser zu kurieren. Johann Wolfgang Goethe ist neunzehn, als er in Leipzig einen Blutsturz erleidet. Monatelang glaubt er, jung sterben zu müssen. Neunzehn ist auch der Dichter Matthias Claudius, als er Blut zu speien beginnt. Darauf bricht er sein Theologiestudium ab.

Der »borschtige« Sebastian Kneipp denkt nicht daran, aufzugeben. So krank kann er gar nicht sein, um nicht hartnäkkig einen neuen Helfer aufzuspüren, der ihn aus seinem fatalen Zustand befreit. Er überläßt sich nicht der Passivität und dem Leiden. Überall forscht er nach. Da zieht er in der Staatsbibliothek in München ein altes Buch hervor. Ein praktischer Arzt in Schweidnitz, Dr. med. Johann Hahn, hat hier seine Erfahrungen über Kraft und Wirkung des frischen Wassers besonders auf Kranke niedergeschrieben.

Kneipp fragt nicht lange, ob Dr. Hahn recht habe. Zudem erfährt er im Vorwort des Buches, daß natürliches Wasser zu den ersten Medikamenten der Welt gehört, daß jedoch der technisch denkende und erfindende Mensch stets danach trachte, mit künstlichen Mitteln die Natur zu übertreffen. So destilliert der Mensch Wasser, Tinkturen und Essenzen. Während er das frische Quell-, Bach- und Brunnenwasser für eine simple Sache hält, die sich nicht für seine Erhabenheit und den durch seine Kunst aufgeblasenen Geist schickt.

Ein halbes Jahr probiert Sebastian alle Rezepte des schlesischen Doktors durch. Im Winter studiert er an der philosophisch-theologischen Hochschule in Dillingen am Nordrand des Donaurieds. Jede Woche startet er von hier zwei- und dreimal zu einem Dreiviertel-Stunden-Dauerlauf zur Donau. Am Ufer zieht er sich aus und steigt, so erhitzt er ist, mit seiner kranken Lunge in das eiskalte Wasser. Er taucht kurz in den Fluten unter, zieht sich schnell wieder an und trabt eine dreiviertel Stunde zur Schule zurück. Anstatt mit Fieber zusammenzubrechen, fühlt er sich nach jedem Bad wohler.

Im nächsten Jahr begegnet er einem schwerkranken Studenten, den er gießkannenweise mit Brunnenwasser überspült. Darauf wird der Student so gesund wie Kneipp nach seinen eisigen Donaubädern. Neunundzwanzig ist Kneipp, als er seine erste Wasserkur an einem Kranken mit Erfolg abschließt.

Zwei Jahre später hält der neugeweihte Priester Sebastian Kneipp in der prächtigen Barockkirche in Ottobeuren, in der er auch getauft worden ist, die erste Messe. Und drei Jahre danach ist er endlich an seinem Ziel: Wörishofen, mit dem sein Name für immer verbunden bleibt. Zunächst ist er Beichtvater. Mit neunundfünfzig wird er auch Pfarrer.

Wenn er sieht, daß sich jemand mit einem Leiden herumschleppt, das er nicht los wird, erinnert er sich an seine Wasserkur. Er nimmt den Kranken mit in die Waschküche des Klosters und kuriert ihn dort mit kaltem Wasser. Wie ein Lauffeuer sprechen sich seine Erfolge herum.

Fünfundzwanzig Jahre doktert er in dieser Waschküche, prüft seine Methoden, verbessert sie mit jedem neuen Patienten und erweitert sie mit jeder neuen Krankheit. So sammelt er einen Berg Erfahrungen und faßt sie als Fünfundsechzigjähriger in seinem ersten Buch zusammen. »Meine Wasserkur« wird ein Bestseller. Schon nach acht Jahren ist die fünfzigste Auflage vergriffen, der Autor weltberühmt und Wörishofen der Wallfahrtsort der Kneipp-Bewegung.

Diese Bewegung übersteht alle Katastrophen unseres Jahrhunderts und wächst und wächst noch immer. Über hunderttausend Kneippianer schwören heute auf die persönliche Selbstverantwortung für die Gesundheit. Und ihre fünfhundertsechzig Kneipp-Vereine sind Wellenbrecher in der Sturmflut der Krankheiten und Gefahren unserer hochtechnisierten Zivilisation.

Doch hunderttausend Aktive in der Kneippschen Gesundheitspflege scheinen zu wenig zu sein. Die bundesdeutsche Gesundheitsbilanz erschreckt mit ihren Zahlen auf der Ausgabenseite. Zweieinhalb Milliarden Mark kostet Neunzehnhundertfünfzig die gesetzlichen Krankenkassen unsere Gesundheit. Hundert Milliarden werden es in fünf Jahren sein. Die Kosten für Heilmaßnahmen steigen sprunghaft. Finden Sie nicht auch, daß es höchste Zeit für jeden von uns wird, auf die Streßbremse zu treten? Oder können Sie unentwegt höhere Beiträge für Ihre Krankenkasse lockermachen?

Fragen Sie Sebastian Kneipp, wie Sie gesund bleiben und Geld sparen können. Gesundheit muß nicht teuer sein. Pfarrer Kneipp erklärt Ihnen, wie Sie ohne Belastung Ihres Bankkontos Ihre Lebensgeister kräftigen und mit einem Minimum an Zeitaufwand Ihre Gesundheit aktivieren können. An Tausenden hat er gesehen, wohin Raubbau an der eigenen Natur führt. Lassen Sie deshalb vor den Umweltschutz, von dem Sie schon soviel gelesen haben, den Gesundheitsschutz treten.

Wenn Sie in sich keine Schutthalden von Fett dulden, keine Verschmutzung der Blutkanalisation erlauben und keine wilden Müllkippen zwischen Ihren Organsystemen anlegen, werden Sie auch die Umwelt als Lebensraum Ihrer Angehörigen und Mitmenschen schonen und rein halten.

Die Rezepte von Pfarrer Kneipp sind Ihre Rezepte.

Gehen Sie barfuß

Zu Hause in der Wohnung, über Sonntag beim Bummel durch Wald und Wiesen, im Urlaub am Strand und im Gebirge sollten Sie barfuß gehen. Kalte Füße werden warm, Kopfschmerzen lösen sich auf, Katarrhe heilen aus. Unterleibsbeschwerden sind vergessen, das Blut strömt bis in die letzten Winkel Ihres Körpers. Es gibt keine eingeschlafenen Hände und keine eingeschlafenen Denkzellen mehr. Einzige Voraussetzung: Sie sollten sich warm fühlen.

Gehen Sie barfuß durch nasses Gras

Versuchen Sie es zuerst eine Viertelstunde, dann bis zu dreiviertel Stunden. Je höher das Gras, um so höher das Glücksgefühl in Ihrem Körper. Je nasser die Halme, um so durchdringender der Erfolg. Hätte der chinesische Weise Chin dieses Kneipprezept gekannt, hätte er das Barfußgehen durch taunasse Wiesen in seine dreiunddreißig glücklichen Augenblicke des Lebens eingereiht. Bei regelmäßiger Ausübung keine Verstopfung, kein Blutstau in den Beinen, keine Unterschenkelgeschwüre, keine Hämorrhoiden, keine verzögerte und schmerzhafte Menstruation mehr. Streifen Sie danach jedesmal mit den Händen das Wasser von den Füßen, doch trocknen Sie sie nicht ab. Ziehen Sie schnell trockene Wollsocken über, schlüpfen Sie in Ihre Schuhe und laufen Sie umher, bis Ihre Füße ganz warm sind.

Wasseranwendungen nach Pfarrer Kneipp helfen bei

- *Kreislaufschwäche*
- *Herzleiden*
- *Arterienverkalkung*
- *Bluthochdruck*
- *Tuberkulose*
- *Leberleiden*
- *Magenbeschwerden*
- *Sehstörungen*
- *Muskellähmungen*
- *Asthma*
- *Rheuma*
- *Ischias*
- *Infektionskrankheiten*

Üben Sie Wassertreten

Lassen Sie leitungsfrisches Wasser in Ihre Badewanne laufen. Im Anfang knöchelhoch, später bis zur Mitte der Waden. Steigen Sie mit warmen Füßen hinein. Gehen Sie wie ein Storch: heben Sie bei jedem Schritt den Fuß aus dem Wasser und treten Sie beim Aufsetzen jedesmal den Wasserspiegel durch. Eine bis vier Minuten. Krampfartiger Kälteschmerz beim ersten Mal ist Überempfindlichkeit. Hören Sie für diesmal auf. Versuchen Sie es morgen wieder. Sie gewöhnen sich daran. Ihr Kreislauf wird temperamentvoller, Krampfadern und geschwollene Beine bessern sich. Sie gehen sicherer und optimistischer durch den Alltag.

Natürlich leben

Kehren Sie zu natürlichen und einfachen Lebensbedingungen zurück, ist der Rat Nummer Eins, den Ihnen Pfarrer Kneipp gibt. Je perfektionierter Ausbildung, Beruf und Freizeitgestaltung, desto höher die Ansprüche, die Sie an das Leben stellen, die aber auch Ihre Umwelt an Sie stellt. Sie können heute jeden Tag königlicher essen, als je ein Herrscher es konnte. Früchte und Leckerbissen der ganzen Welt werden Ihnen zu jeder Jahreszeit selbst im kleinsten Dorf angeboten. Sie können sich heute Vergnügungen in einer Vielfalt leisten und sich mehr amüsieren, als es je in einer Epoche der Menschheitsgeschichte möglich war. Die Gefahr, die für Unzählige daraus entsteht, ist das chronische Unbefriedigtsein.

Nehmen Sie sich den Rat Pfarrer Kneipps zu Herzen. Das Wasser gehört zu den natürlichen Dingen des Lebens. Es hilft Ihnen, besser mit Rolltreppen und Klimaanlagen, mit dem Dauersitzen im Beruf und dem Dauersitzen vorm Fernsehschirm fertig zu werden. Wasser beruhigt und ermutigt.

Weil er seinem geschwächten Organismus zuviel zumutete, wurde der Student Kneipp krank. Krankheit erwächst demnach aus einem zu schwachen Organismus, der sich der eindringenden Krankheitskeime nicht erwehren kann, der aus Schwäche in Unfälle verwickelt wird und der auch normalem Streß nicht gewachsen ist. Deshalb möchte Pfarrer Kneipp, daß Sie Ihren Organismus kräftigen. Machen Sie das Wasser zu Ihrem Trainingspartner!

Wenn Sie sich nicht zutrauen, mit Wasser richtig umzugehen, sollten Sie es in einem der über fünfzig Kneipp-Heilbäder und -kurorte studieren.

Die Kneipp-Kur

Jahr für Jahr werden allein in der Bundesrepublik bis zu einer halben Million Kneippkuren durchgeführt. Egal, ob Sie eine Kur zur Vorbeugung einer Erkrankung oder zur Heilung anwenden: In Absprache mit dem behandelnden Arzt können Sie in der Regel zur Zeit alle drei Jahre bei Ihrer Krankenkasse einen Zuschuß zu einer offenen Badekur beantragen. Es gibt einen Badeschein. Die Kasse übernimmt die Kosten für den Arzt und die Anwendungen voll und für Unterkunft und Verpflegung teilweise. Schreiben Sie an den

Kneipp-Bund e.V.
Bundesverband für Gesundheitsförderung
Lackerbauerstr. 23
D 8000 München 60
Tel. 089-88 52 18

und lassen Sie sich die Broschüre »Wohin zur Kneipp-Kur?« und Hinweise zur Durchführung einer Kneippkur für Mitglieder der Sozialversicherung und ein Verzeichnis der Kneipp-Kurbetriebe zusenden.

Wasser fließt in jedem Haus, fällt aus allen Wolken und strömt durch jede Landschaft. Vielleicht wird es deshalb so schlecht behandelt und so gering geschätzt. Pfarrer Kneipp hat es sich viele Jahre seines Lebens kosten lassen, seine Mitmenschen von dem unerhörten Wert dieses größten Geschenkes der Natur zu überzeugen.

XIV
Prießnitz-Wickel

Durch Umschläge vorbeugen und heilen

»Fünfzehn Jahre lang hatte ich die Hilfe der geschicktesten Ärzte und die Heilkräfte der berühmtesten deutschen Mineralquellen vergeblich angewendet. Ich spottete bei mir selbst über mich und die Gesellschaft, die von einem ungelehrten Mann wie Prießnitz und von seinem in allen Formen wiederkehrenden Wasser Genesung erwartete. Ich habe die Kur den strengen Winter hindurch ein halbes Jahr fortgesetzt und bin nun gottlob so gesund, wie ich es seit fünfzehn Jahren nicht einen Tag mehr war. Alle meine Leiden sind verschwunden.« Diese Zeilen stammen von einem hohen Kirchenfürsten, dem späteren Kardinal und Fürstbischof von Breslau.

Sie kaufen sich vielleicht den Nachttischschubkasten voll Medikamente, deren chemischen Bestandteile so unverständliche Namen haben, daß sie sich wie Zauberformeln lesen. Vielleicht studieren Sie auch noch fleißig alle Sensationsberichte über die Heilerfolge der zur Zeit gerade modernsten Behandlungsmethoden, um gesund zu werden und gesund zu bleiben. Und brauchten doch nur an den nächsten Wasserhahn zu gehen und aufzudrehen: das Heilmittel, dem Schmerzfreiheit, Gesundheit und langes Leben zu danken ist, strömt Ihnen entgegen.

Die meisten Leute trauen diesem Rohstoff, der in so verschwenderischer Fülle in die Küche und ins Bad geliefert wird, keinen besonderen Wert zu.

Nur einem Bauernjungen gibt das Wasser zu denken. Verwundert sieht er während der Arbeit, daß ein angeschossenes Reh jeden Tag zur selben Stunde den verwundeten Hinterlauf in einer Quelle badet. Der Junge beobachtet scharf. Er bemerkt, wie das Reh nach und nach weniger lahmt. Im Anfang hat er geglaubt, eine so schwere Verletzung könne niemand überleben. Nun wird er Augenzeuge, wie ein Bad in frischem Wasser einem Geschöpf neue Gesundheit schenkt.

Der Bauernjunge kann sehr bald die Heilkraft des Wassers an sich selbst ausprobieren. Als die Pferde vor seinem Wagen durchgehen, wird ihm ein Finger zerquetscht. Er denkt an das Reh und heilt den Finger mit Kaltwasserbädern der verletzten Hand und feuchten Verbänden.

Das spricht sich im Dorf herum. Wer sich etwas gebrochen oder verrenkt hat, läßt sich von dem Fünfzehnjährigen behandeln. Als er siebzehn wird, hat er einen zweiten und diesmal lebensgefährlichen Unfall. Er stürzt bei der Arbeit vom Wagen. Ein Rad geht über seine Brust. Die Geschwister bringen den Bewußtlosen nach Haus. Der Doktor wird geholt. Über den ineinander verschobenen Brustkorb des Jungen schüttelt er nur den Kopf. Atemlos hören der blinde Vater und die Geschwister seine Prognose: »Damit kommt keiner durch. Und wenn er es doch schafft, bleibt er zeitlebens ein Krüppel, der zu keiner Arbeit mehr imstande ist.«

Der Siebzehnjährige ist der einzige, der nicht daran glaubt. Als der Doktor weg ist, schleppt er sich zum Stuhl in seiner Kammer. Mit angehaltenem Atem drückt er seine Brust gegen die Stuhlkante. Er will kein Krüppel werden. Vom Sterben gar nicht zu reden. Kein Chirurg steht ihm bei, um den Bruch der Rippen einzurichten. Kein Anästhesist erspart ihm mit einem Narkosemittel die Schmerzen. Als er findet, daß die Rippen etwa wieder in ziemlicher Ordnung liegen, läßt er von der Mutter ein Stück Leinen ins kalte Wasser tauchen und auswringen. Sie muß es ihm um die Brust legen. Um das feuchte Leinen läßt er eine trockene Decke schlagen. Der Prießnitz-Umschlag ist erfunden. Hartnäckig wendet er Tag für Tag diese feuchtkalte Brustpakkung bei sich an. Ein ganzes Jahr lang. Dann hat er es geschafft.

Der Erfolg seiner erstaunlichen Selbstbehandlung ist bis in die letzten Dörfer Tagesgespräch. Die Leute kommen von weither, um sich helfen zu lassen. Er kuriert Gicht, Rheumatismus, geschwollene Beine, Lähmungen, Magenleiden, Erkrankungen der Leber, chronische Verstopfung, Funktionsschwächen der verschiedenen Organsysteme. Mit Waschungen, Abreiben mit dem feuchten Schwamm, Umschlägen und Wassertrinken.

Jedes Kind kennt seinen Namen: Vinzenz Prießnitz. »Du bist unser Wasserdoktor«, sagen die Leute und sind stolz auf ihn.

In rührendem Vertrauen bevölkern die Kranken den Hof seines Vaters. Viele bleiben, bis er sie geheilt hat. Nachts kriechen sie in das Heu in der Scheune oder schlafen bei den Kühen und Pferden im Stall, tagsüber helfen sie in der Landwirtschaft, jeder nach seinen Kräften. Bei den Mahlzeiten sitzen sie alle an einem Tisch, die Prießnitzfamilie und alle Patienten. Bezahlung verlangt er nicht. Jeder gibt, was ihm die Heilung wert ist. Wer nichts hat, sieht seine Hilfe auf dem Hof als Honorar an.

Als das alte Holzhaus für die zunehmende Zahl seiner Gäste immer enger wird, läßt er es abreißen. Beim Neubau pakken alle mit an. Vinzenz ist dreiundzwanzig Jahre alt. Da er vielen Leidenden geholfen hat, verfügt er über ein beachtliches Kapital. Der Neubau wird entsprechend geräumig, und der Neid wächst in gleichen Dimensionen. Der Wasserdoktor wird als Hexenmeister und Kurpfuscher angezeigt. Ein Doktor läßt vom Gericht klären, wer dem gichtkranken Müller Nitsche geholfen hat, er mit seiner Medizin oder Prießnitz mit seinem Wasser. Vor Gericht erklärt der Müller: »Beide haben mir geholfen. Der Arzt hat mir vom Gelde und der Prießnitz hat mir von meinem Leiden geholfen.« Er hat die Lacher auf seiner Seite. Und das Gericht gibt sich geschlagen.

Doch Vinzenz wird vorsichtig. Er läßt sich von den Kranken bescheinigen, daß er sie geheilt hat. Viele geben an, daß sie jahrelang von Ärzten behandelt worden sind. Ohne Erfolg. Erst die Kur bei Prießnitz hat angeschlagen. Die Ärzte verstärken ihre Angriffe gegen Prießnitz.

Es ist der uralte Kampf, der auch heute noch nicht zu Ende ist. Auf der einen Seite wird der Standpunkt verfochten, reiner Aberglaube sei es, daß die Natur alles am besten wisse. Es sei töricht, zu denken, der Mensch sei den Naturgesetzen ausgeliefert. Die Technik ist in allem der Natur überlegen. Die andere Seite, auf der Vinzenz steht, unterwirft sich der Natur. Sie will die Natur nicht mit Apparaturen und Medikamenten unterdrücken, sondern im Gegenteil die Natur im leidenden Organismus kräftigen, so daß sie sich selbst gegen eine Erkrankung wehren kann.

Der wahre Arzt steckt im Menschen selbst, sagt Vinzenz. Das Wasser unterstützt und regt den inneren Arzt an. »Wenn ich kein Wasser hätte, würde ich mit Luft kurieren!«

Mit neunundzwanzig heiratet Vinzenz Prießnitz. Er hat die Mutter geheilt und sich die Tochter als »Honorar« erbeten. Es wird eine glückliche Ehe, der sechs Töchter und zwei Söhne geboren werden.

Überall gibt es genug Leute, die sich darüber ärgern, daß einem anderen soviel zum Guten ausschlägt. Sie meinen, wer Erfolg habe, müsse einen besonderen Trick anwenden. Sie können sich nicht vorstellen, daß sich nur harte, unablässige Arbeit und Leistung bezahlt machen. Sie suchen die Masche, der Vinzenz seinen Zulauf verdankt. Weil es ihrer Ansicht nach nicht mit rechten Dingen zugehen kann, muß er irgendeinen Zauber besitzen. Der Verdacht richtet sich auf den großen Badeschwamm, mit dem Vinzenz seine Patienten im Bad abreibt. Nach neuen Anzeigen beschlagnahmt die Polizei den Schwamm. Vinzenz erhält ein amtliches Schwammverbot. Von nun an reibt er die kranken Körperteile mit der bloßen Hand und erzielt noch bessere Resultate.

Von Jahr zu Jahr kommen größere Scharen von Patienten. Als Vinzenz dreißig Jahre alt ist und seine Behandlung fünfzehn Jahre durchführt, sind es fünfundvierzig Kurgäste, die bei ihm untergebracht sind. Vier Jahre später kann er schon zweihundert Kurgäste aufnehmen, und im Jahre seines vierzigsten Geburtstages sind es eintausendsiebenhundert, die alle von ihm behandelt werden wollen.

Die Kaiserinmutter läßt ihn nach Wien rufen, um ihn zu konsultieren. Seither ist der Hochadel von halb Europa jedes Jahr zu Gast bei ihm. Während eines Jahres besuchen ihn hundertzwanzig Ärzte, um sich von ihm in seiner Kur ausbilden zu lassen. Eine einzige Kurliste nennt eine königliche Hoheit, zweiundzwanzig Fürsten und Fürstinnen, hundertfünfzig Grafen und Gräfinnen, sechzig Generale und Stabsoffiziere. Nach über zwanzig Jahren Naturheilpraxis wird ihm endlich die Führung eines Sanatoriums amtlich genehmigt.

Ein Kurtag

Der Kurtag bei Prießnitz beginnt zur selben Stunde, in der seinerzeit unter dem Regime der Bäuerin, der fleißigen Mutter Theresia, die Arbeit für die Kinder auf dem Hof begann. Im Sommer um vier, im Winter um fünf Uhr. Wer an Gicht, steifen Knien oder Geschwüren leidet, wird vom Badegehilfen fest in trockene Wolldecken gewickelt. Um den Kopf bekommt er ein trockenes Leinenhandtuch. Über ihm werden Federbetten aufgetürmt. Spätestens in einer Stunde bricht ihm der Schweiß aus allen Poren. Je nach seinem Zustand muß er eine halbe oder eine ganze Stunde schwitzen.

Dann wird er ausgewickelt und muß in den großen Badebottich. Dieses Bad ist wie ein KO-Schlag. Das Wasser hat nämlich eine Temperatur von ganzen fünf bis sechs Grad, nicht sehr weit vom Gefrierpunkt entfernt. Sitzt man in der

Wanne, geht einem das Wasser bis an den Mund. Und zum Überfluß schüttet einem der Badegehilfe noch kübelweise Wasser über den Kopf. Obwohl das Bad nur Sekunden dauert, genügt es, um einem den Atem zu verschlagen. Nach dem Bad reibt man sich kräftig trocken, wobei sich der Körper bei hochgepeitschtem Blutumlauf rasch erwärmt.

Nach dem Bade gibt es Frühstück: Schwarzbrot mit Butter, dazu kalte, rohe Milch. Auf die Wassertherapie folgt die Bewegungstherapie: Zwei Stunden Spaziergang mit einem Aufstieg zum Gräfenberg. In etwa zwanzig Minuten haben Sie die Walddusche erreicht. Ziehen Sie sich ungeniert aus. Genießen Sie das Freiluftbad im keuschen Wald und stellen Sie sich unter Aufgebot aller Tapferkeit unter den eiskalten Wasserstrahl der Waldquelle, der aus einer Holzrinne hoch über Ihnen auf Sie herabprasselt. In späteren Jahren macht es Prießnitz milder. Er erlaubt Ihnen, die schlagkräftige Elementargewalt des Sturzbaches mit einem weniger geräuschvollen, kalten Sitzbad zu tauschen.

Das Essen spielt eine wichtige Rolle

Um zwölf ist gemeinsames Mittagessen. Es wird reich getafelt: Fleischbrühe, Braten von Kalb, Rind, Schwein und Hammel oder von Wild, Gänsen, Enten und Hühnern. Dazu gibt es Mehlspeisen auf böhmische Art in jeder Zubereitung. An Obst werden besonders Waldbeeren gereicht. Am Freitag gibt es außer dem Braten noch Forellen und sonntags ein zweites Fleischgericht. Der Nachtisch besteht aus Brot, Butter und Käse. Für Frühstück und Abendbrot, beides stets kalt, werden fünfzig Pfennig, für den Mittagstisch siebzig Pfennig berechnet. Ein Mittagsschläfchen sieht Prießnitz zwar nicht gern, doch er duldet es. Lieber möchte er, daß der Körper beim Barfußspaziergang in Bewegung bleibt. Nach fünfzehn Uhr wird wieder geschwitzt, anschließend steigt man in das Fünf-Grad-Vollbad. Um neunzehn Uhr wird zu Abend gegessen. Danach gibt es oft ein Konzert, sonntags Tanz. Ab einundzwanzig Uhr sollten die Gäste ans Schlafengehen denken. Meist wird es allerdings später. Getrunken wird frisches Quellwasser nach Verordnung.

Vinzenz Prießnitz ruft in der Heilkunde eine Revolution hervor. Überall schließen sich noch zu seiner Zeit Männer und Frauen, die für die Lehren vom naturgemäßen Leben und Heilen aufgeschlossen sind, in Gesundheitsvereinen zusammen. Gemeinschaftlich bilden sie den Prießnitz-Bund. Heute heißt er »Deutscher Bund für naturgemäße Lebens- und Heilweise«. Er umfaßt achtzig Vereine mit zehntausend Mitgliedern. Herbert Groening, lange Jahre Erster Bundesvorsitzender, nennt die Naturheilbewegung eine in der Welt einzigartige Kulturerscheinung. Nicht nur in Deutschland fand Prießnitz begeisterte Anhänger. Die Engländer holten sich den Tierarzt Weiß nach London, der bei Prießnitz gelernt hatte, mit Wasser umzugehen. Sie übergaben ihm die Leitung der ersten Wasserkuranstalt in England, und die Universität London ernannte ihn zum Doktor der Medizin. In den Vereinigten Staaten bildete eine Hochschule in Chikago Naturheilärzte aus. Ihr Lehrplan umfaßte die Prießnitz-Anwendungen, Elektroheilkunde, Massage und Ernährungswissenschaft. Die Hochschule war berechtigt, den Doktorgrad zu erteilen.

In seinem Vaterland bringen es die Universitäten nicht über sich, Prießnitz anzuerkennen. Weil die Ehrenpromotion zum Dr. med., die ärztliche Freunde für Prießnitz vorschlagen, verweigert wird, ergreift der Kaiser die Initiative. Er verleiht dem genialen Wasserdoktor für seine Verdienste die große goldene Zivilmedaille. In allen Sprachen dankt die Welt Prießnitz für sein Werk.

Doch bei uns beklagt sich noch fünfzig Jahre nach seinem Tode Prof. Dr. med. Hugo Winternitz, Spezialist für Wasserheilverfahren: »Jahrzehntelang mußte ich vor der Veröffentlichung einer jeden Arbeit um Entschuldigung bitten, daß ich ein ärztliches Publikum mit Mitteilungen über die Wirkung des ganz gemeinen Wassers behelligte.«

Daß er von den Ärzten nicht anerkannt wurde, berührte Prießnitz nicht. Doch daß sie auch verhinderten, ihm einen Herzenswunsch zu erfüllen, betrübte ihn tief. Er wollte junge Männer, von denen er nur Allgemeinbildung und keine ärztlichen Kenntnisse verlangte, gründlich in der Wasserkur ausbilden. Sie sollten nach seinem Tode überall sein Werk weiterführen. Seine Erfahrungen an eine vorurteilsfreie Jugend weiterzugeben, war ihm jedoch nicht vergönnt.

Die beispiellose Sorgfalt, mit der er sich um jeden einzelnen Patienten bemühte, den er, wann immer Gefahr auftrat, zu jeder Tag- und Nachtstunde besuchte, rieb Prießnitz auf. Der schwere Unfall in seiner Jugend hatte eine verhängnisvolle Schwäche hinterlassen, die er zu wenig beachtete. Unermüdlich dachte er sich immer neue Wasseranwendungen aus und entwickelte über fünfzig verschiedene Behandlungsformen. Dann war seine Kraft erschöpft. Acht Wochen nach seinem zweiundfünfzigsten Geburtstag starb er. Er hatte sich für seine kranken Mitmenschen buchstäblich aufgeopfert. Man kann nichts höheres über einen Arzt sagen.

Obwohl er nun schon bald einhundertdreißig Jahre in seiner Heimat ruht, ist er doch tagtäglich in ungezählten Häusern gegenwärtig. Mit dem Prießnitzwickel hat er jedem von uns ein Geschenk hinterlassen, das für unsere Gesundheit unbezahlbar ist. Vielleicht erinnern Sie sich noch dankbar an früheste Kindertage, als Ihnen der erste Halswickel wieder Luft zum Atmen verschaffte.

Um alles können Sie einen Wickel geben: um den Hals, die Waden, die Brust und den Rumpf. Sie können ihn als Dreiviertel- oder als Ganzpackung gebrauchen. Und immer ist seine Grundform dieselbe: ein meist feuchtkaltes, gut ausgewrungenes Leintuch, das glatt dem Körper anliegt, und darüber ein trockenes Wolltuch. Der Rand des Wolltuches soll über das nasse Tuch hinausragen. Niemals darf wasserdichter Stoff als äußere Umhüllung verwendet werden. Die Wirkung des Wickels beruht auf dem Dünsten. Unter Plastik ist dies nicht möglich.

Helfen Sie sich mit Prießnitzwickeln

Die Technik des Wickelns lernen Sie am besten am praktischen Beispiel. Dabei sollten Sie sich die Grundregeln fest in Ihr Gedächtnis einprägen:

- Nie eine kalte Anwendung auf einen kalten Körper.
- Nie darf der Kranke im Wickel und nachher zu frösteln und zu frieren beginnen.
- In fünf, spätestens zehn Minuten muß sich unter dem Wickel wohlige Wärme ausbreiten.
- Nie jemand mit vollem Darm Schwitzen lassen.
- Nie trödeln beim Wickeln. Vorher alles zurechtlegen und ohne Hast, jedoch zügig den Wickel anlegen.
- Nie soll im Wickel Unbehagen, stets Wohlbehagen auftreten.
- Die Dauer richtet sich nach dem Zustand des Kranken. Schläft er im Wickel ein, ruhig schlafen lassen.
- Nach dem Wickel die Körperstelle kühl abwaschen und trockenreiben. Wickel sofort auswaschen.
- Je größer der Wickel, um so anstrengender ist er und um so heftiger die Reaktion des Körpers. Ein schwacher Körper verträgt einen kleinen Wickel besser.

Beruhigend wirkt eine nasse Auflage, die häufig gewechselt wird und so immer neu kühlt. Sie lindert Schmerzen bei Verrenkung, Quetschung und Entzündung, setzt den Blutumlauf und die Nervenfunktion an der behandelten Stelle herab. Auf dem Kopf oder im Nacken beruhigt er den gesamten Organismus. Diese Auflage wird nicht bedeckt.

Erregend wirkt der feuchte Wickel, der, von einem trockenen Tuch bedeckt, liegenbleibt. Er zieht das Blut an. Die Überflutung mit Blut bildet kräftige Wärme. Die Haut wird angeregt, die Schweißbildung gefördert.

Wieviel frisches Wasser für die Gesundheit zu leisten vermag, kann nur der beurteilen, der es praktisch anwendet. Wasser läßt sich nicht nach Standardrezept verordnen. Hier muß der Behandler stets persönlich dabei sein, jede Reaktion beobachten und fähig sein, die Anwendung in jedem Augenblick neu zu bestimmen.

Das Vorbild dazu war Vinzenz Prießnitz, der in der Rangliste der Heilkunst einen der ersten Plätze einnimmt.

XV
Muß Gesundheit teuer sein?

Vorbeugen ist besser als Heilen

Jeder von uns ist betroffen. Auch Sie. Es geht um das Wichtigste in Ihrem Leben: um Ihre Gesundheit. Die Vorsorge für Ihre Gesundheit, ihre Erhaltung und ihre Wiederherstellung zwingen Sie, jedes Jahr tiefer in Ihre Brieftasche zu greifen. Die Kostenexplosion im Gesundheitswesen ist eins der am härtesten diskutierten Themen der Gegenwart.

Muß Ihre Gesundheit teuer sein? Berufene unserer Zeit sagen: Ja. Große Gesundheitslehrer unserer Vergangenheit haben diese Frage dagegen entschieden verneint.

Falls Sie nichts auf bloße Behauptungen geben und sich nicht auf Berechnungen verlassen wollen, die Sie nicht nachprüfen können, finden Sie in diesem Buche Beispiele von Menschen, die in der Anonymität des Alltags ihre Gesundheit mit einfachen Mitteln festigten und pflegten. Und Sie finden ebenso andere Beispiele, wie eine nicht gefestigte, sondern chronisch vernachlässigte Gesundheit allmählich oder plötzlich einen Organismus ruiniert. Selbst eine Bagatellerkrankung, eine gewöhnliche Erkältung zum Beispiel, kann tödlich enden, wenn Sie nicht auf sie achtgeben, sondern zulassen, daß ihre Folgen sich mit der Zeit summieren.

Die Menschen, deren Schicksale hier aufgezeigt werden, waren zu der Zeit, als sie anfingen, sich mit ihren Erkrankungen und Leiden zu beschäftigen, so unbekannt wie nur irgendjemand. Sie hießen Prießnitz, Kneipp, auch Mozart, Just, und ihre Namen sagten niemandem etwas.

Erst viel, viel später, als sie sich mit ihren Leiden im Guten oder im Bösen auseinandergesetzt hatten, wußte die Welt, wer sie waren. Hier ist von ihren Erkrankungen und davon die Rede, wie sie sich damit beschäftigten. Vielleicht gibt Ihnen ihr Beispiel einen Fingerzeig, ermutigt Sie, schenkt Ihnen die Gelegenheit zu einem Vergleich oder macht Sie stutzig.

Viele Möglichkeiten sind im Laufe der Zeit erprobt und beschrieben worden, wie Sie Ihre Gesundheit bewahren können. Täglich werden Sie darüber aufgeklärt, daß Sie in einer Zeit, in der die Technik über die Natur triumphiert, zur natürlichen Lebensweise zurückkehren sollten. Einige dieser Möglichkeiten finden Sie in diesem Buche. Sie werden überrascht sein, wie preiswert Gesundheit zu haben ist.

Gesundheit kann auch teuer sein. Sie ist nicht erst seit heute, sie war es auch schon vor mehr als dreihundert Jahren, als Ludwig der Dreizehnte, der »Gerechte«, in Frankreich regierte. Der König gebrauchte in einem Jahr zweihundertfünfzehn Heiltränke, zweihundertzwölf Klistiere und jede Woche wurde ihm zur Ader gelassen. Unter dieser Behandlung wurde er zweiundvierzig Jahre alt. Sein Sohn Ludwig der Vierzehnte, der Sonnenkönig, beschäftigte ein Kollegium von achtundvierzig Ärzten als Hüter seiner Gesundheit. Er nahm über zweitausend Abführmittel ein. Der gesuchteste Arzt seiner Zeit war Dr. Patin, der einem siebenjährigen Kind in einem Monat dreizehnmal zur Ader ließ.

Es war Jean Jacques Rousseau, der seiner Zeit die Parole gab: Zurück zur Natur! – einer Zeit, die sich allzuviel darauf eingebildet hatte, die Natur überwunden und hinter sich gebracht zu haben. Rousseau war von Haus aus schwächlich. Er wurde von vielen Leiden geängstigt und gequält. Er fragte zahlreiche Ärzte um Rat. Die Mittel, die sie ihm verordneten, waren ihm zuwider und erwiesen sich als nutzlos.

Als er lange genug über seine Krankheiten nachgedacht hatte, entschloß er sich, lieber unter den Augen der Natur zu sterben, als sich in den Händen der Ärzte zu dauerndem Siechtum verurteilt zu sehen. Er begann ein Landleben mit einfacher Kost. Er verschaffte sich reichliche Bewegung und gab sich ernsthafter Beschäftigung hin. Dabei gewann er die Erkenntnis, daß seine Leiden zwar nicht heilbar, doch erträglich wurden.

In glühender Beredsamkeit erläuterte er den Menschen, den Kindern der Natur, sich den Gesetzen der Natur zu unterwerfen. Der junge Goethe befolgte seinen Rat und hat es in einem dreiundachtzigjährigen, an Erleben und Erfolgen überreichen Dasein nie zu bereuen gehabt.

Auch in diesem Buch wird in den Fußstapfen von Jean Jacques Rousseau nur Natürliches vorgestellt oder in Ihre Erinnerung zurückgerufen. Viele Pioniere des natürlichen Lebens haben daran mitgearbeitet. Ihnen allen zu danken ist die aufrichtige und gern erfüllte Pflicht des Autors.

Thomas M. Zottmann

Sie halfen sich selbst

Der Bauer Vinzenz Prießnitz, als sechstes Kind am 4. Oktober 1799 auf dem Gräfenberg geboren, heilte eine Fingerquetschung mit kaltem Wasser, als er 15 war. Mit 17 behandelte er einen eigenen Rippenbruch erfolgreich mit feuchtkalten Packungen. Seine Wasserheilkunde erzielte einen Welterfolg.

Der Forstmann **J.H. Rausse***, am 18. August 1805 in Güstrow in Mecklenburg als fünftes Kind eines Superintendenten geboren, wurde seit seinem dritten Lebensjahr mit Medikamenten vollgestopft. Mit 10 stand er infolge der Überdosierung der verordneten Mittel am Rande des Grabes. Als Forstmann und Jäger ging er nach Amerika und lebte lange unter den Osage-Indianern. Nach seiner Rückkehr nach Deutschland gebrauchte er als erster das Wort »Naturheilkunde«. Vom gelben Fieber geschwächt, fand er Heilung in der Wasserkur.*

Der Pfarrer **Sebastian Kneipp***, am 17. Mai 1821 im bayerischen Allgäu in Stefansried geboren, heilte als Achtundzwanzigjähriger seine schweren Lungenblutungen mit winterlichen*

Bädern in der offenen Donau. In Wörishofen behandelte er mit seiner Wasserkur in der Waschküche des Klosters der Dominikanerinnen als Vierunddreißigjähriger fortlaufend Patienten. Erst mit 68 konnte er seine erste Badeanstalt errichten.

Der Fuhrmann **Johann Schroth** *wurde am 11. Februar 1798 in Lindewiese geboren. Mit feuchten Umschlägen heilte er eine Verletzung seines Kniegelenkes. Die nach ihm benannte Fastenkur wird noch immer erfolgreich verordnet.*

Der Apotheker **Theodor Hahn**, *am 19. Mai 1824 in Ludwigslust in Mecklenburg geboren, wurde nach der ersten Impfung von einem Ausschlag befallen, der seinen ganzen Körper bis zum sechsten Lebensjahr bedeckte. Später bekam er Anfälle von Atemnot, daß er zu ersticken drohte. Nach Belladonnagaben stand er vor der Erblindung. Als Apotheker lernte er die Wasserkur kennen und wurde Heilpraktiker. Er führte die vegetarische Ernährung neben der Wasserheilkunde ein.*

Der Prediger **Eduard Baltzer** *wurde am 24. Oktober 1814 in der Nähe von Leipzig geboren. Als er einen tuberkulösen Kehlkopfkatarrh erlitt, wollte sein Arzt das Zäpfchen operativ entfernen, während ein Homöopath Halswickel verordnete, die das Leiden heilten. Als er 52 war, hörte er auf zu rauchen und wurde Vegetarier.*

Der Färbereibesitzer **Arnold Rikli**, *am 13. Februar 1823 im Kanton Bern in der Schweiz geboren, heilte eine Rippenfellentzündung, an der er als Neunundzwanzigjähriger litt, selbst. Der Schöpfer der Lichtheilkunde wurde 84 Jahre alt.*

Der Buchhändler **Adolf Just**, *am 8. August 1859 in Lüthorst, Hannover, geboren, konnte seine zerrüttete Gesundheit nur durch natürliche Lebensweise wiederherstellen. Er entdeckte die Heilerde, die er nicht nur äußerlich, sondern auch innerlich gebrauchen ließ.*

Der Lehmpastor Erdmann **L.E. Felke**, *geboren am 7. Februar 1856 in Kläden bei Stendal (Altmark), vereinigte alle Naturheilmethoden in seiner Behandlung, wobei er dem Lehm eine besondere Stellung einräumte.*

Anschriften

Ein Buch, und wäre es tausend Seiten stark, kann Ihnen nicht alles sagen. Darum nennen wir Ihnen hier Informationsquellen, bei denen Sie sich weitere Aufschlüsse holen können und wo Sie für Ihre Selbsthilfe Anweisungen erhalten.

AKTIVHYPNOSE

Fußbäderheilbehandlung in Schiele Kreislaufgeräten. Elektrisch beheizte Fußbadewannen zur Hitzebestrahlung der Fußsohlenkapillaren und Reflexzonen sowie Spezialzusätze für Fußbäder: Fritz Schiele, Arzneibäder-Fabrik, Saseler Weg 14 a, 2000 Hamburg 67.

Lesen Sie: Wladimir Lindenberg, Yoga mit den Augen eines Arztes. 240 S. Verlag Richard Schikowski, Bln. 1966

Werner Christian Simonis, Wolle und Seide. Der Mensch als Wärmewesen. Verlag Freies Geistesleben. 79 S. Sttgt. o.J.

HEILERDE

Felkekurorte:
6553 Sobernheim im Nahetal
6252 Diez im Lahntal

Schrothkurort:
8974 Oberstaufen im Allgäu

Moorbäder:
8202 Aibling im Alpenvorland am Inn
2357 Bramstedt am Holsteinischen Höhenrücken

8788 Brückenau in der Bayerischen Rhön
7952 Buchau am Federsee in Oberschwaben
8421 Gögging im Donautal
6380 Homburg vor der Höhe am Taunus
4953 Hopfenberg an der Weser
8730 Kissingen am Fuße der Rhön
8112 Kohlgrub, das höchstgelegene Moorbad
3140 Lüneburg
8110 Murnau am Staffelsee
3280 Pyrmont im Weserbergland
3202 Salzdetfurth
6427 Salzschlirf zwischen Rhön u. Vogelsberg
6229 Schlangenbad im Taunus
7953 Schussenried in Oberschwaben
7967 Waldsee
7954 Wurzach im Allgäu
2903 Zwischenahn in Oldenburg
4654 Neydharting in Oberösterreich

Wenn Sie mehr über die Beobachtungen und aufregenden Abenteuer des größten deutschen Reisenden Alexander von Humboldt (s.S. 18, 34) erfahren wollen, hören Sie sich bitte die Cassette »Unter Indianern und Piraten – Alexander von Humboldt am Orinoko« an. Die Cassette ist im Programm »schumm sprechende bücher« (Erich Schumm GmbH, 7157 Murrhardt) erschienen. Sie verspricht Ihnen ein nicht alltägliches Hörerlebnis von 195 Minuten. Verfasser: Thomas M. Zottmann, Sprecher: Heinz Kilian.

Erfahrene Lehrer auf dem Gebiet von Atem-, Sprech- und Stimmarbeit

Im Verband der Pneopäden (Atemlehrer) Arbeitsgemeinschaft für Atempflege e.V. (AFA) sind über 300 Mitglieder zusammengefaßt, die über eine qualifizierte Ausbildung und

Praxiserfahrung auf atempflegerischem Gebiet verfügen. Unterricht in richtigem Atem erhalten Sie hier:

Institut für Atemtherapie und Atemunterricht. Ltg. Prof. Ilse Middendorf, Viktoria-Luise-Platz 9, 1000 Berlin 30. Tel.: 030/24 38 58

Medau-Schule. Berufsfachschule für Gymnastik und Krankengymnastik – Ltg. Dr. med. Jochen Medau. Schloß Hohenfels, 8830 Coburg. Tel.: 09561/39 917

Schule Schlaffhorst-Andersen für Atmung und Stimme. Jugenddorf Eldingen im Christlichen Jugenddorfwerk Deutschlands e.V. 3101 Eldingen/Kreis Celle. Tel.: 05148/311

Lösungs- und Atemtherapie nach Alice Schaarschuch. Annalisa Martens. Marienallee 39, 2390 Flensburg.

Atemschule Bad Ems. Ltg. Sportärztin Dr. med. E. Heybrock-Seiff, Lahnstraße 27, 5427 Bad Ems. Tel.: 02603/2388

Dies-Community for Development-History. van Speyksstr. 22. NL-3572 Utrecht. Tel.: 0031/30/718221

Gerda Alexander School. International Center of Eutonia. Ltg. Gerda Alexander. Frederiksgade 14, DK-1265 Copenhagen. Tel.: 0045/1/1246 56

Gymnastikschule Bern. Ltg. Ursula Beck und Irene Wenger. Seilerstr. 4, CH-3011 Bern. Tel.: 0041/31/25 48 86

Max-Reinhardt-Seminar. Prof. Dr. phil. Horst Coblenzer, Ordinarius für Stimm- und Sprecherziehung der Hochschule für Musik und darstellende Kunst in Wien. A-1140 Wien. Tel.: 0043/222/82 21 88 Programm: Sekretariat Frau Gertrud Lüders, Husarenstr. 46, 3300 Braunschweig, Tel.: 0531/7713

Sanatorium und Privatkrankenanstalt für Atmungs-Orthopädie System Schroth. Ltg. Frau Christa Lehnert-Schroth. Leinenbornerweg 42–44, 6553 Sobernheim/Nahe. Tel.: 06751/3683

Lesen Sie: Dr. med. Johannes Ludwig Schmitt, Atemheilkunst. 641 S. Mit 602 Illustr. Humata Verlag Harold S. Blume, Bern.

Thomas M. Zottmann, Gesund durch richtiges Atmen. Tomus Verlag, D-8000 München 19.

ROHSÄFTE

Lesen Sie: Dr. med. Leonhard Schlegel, Rohkost und Rohsäfte, Hippokrates Verlag, 7 Stuttgart.

Dr. med. Dr. phil. Eugen Heun, Heilung durch Fasten und Rohsäfte. Verlag Volksgesundheit CH-8039 Zürich. Dr. H. Gerhard, Fasten als Medizin. Obst-, Gemüse- und Kräutersäfte in der Fastentherapie. Paracelsus Verlag, 7 Stuttgart.

AROMATHERAPIE

Duft-Farb-Ton-Therapie im Sanatorium Karsten, 548 Remagen-Kripp.

Lesen Sie: Dr. med. Hermann Karsten, Der Einfluß der Duft-Farb-Ton-Therapie bei psychosomatischen Erkrankungen. Karl F. Haug Verlag, 6900 Heidelberg. 1975.

Alfred Koblanck, Die Nase als Reflexorgan des autonomen Nervensystems. Karl F. Haug Verlag. 1958.

Hans Hennig, Der Geruch. Joh. Ambros. Barth. Lpz. 1924

Frider Plenzat, Duftende Pflanzen in Garten und Haus. C. Bertelsmann Verlag, Gütersloh 1963.

A. Krumm-Heller, Dr. med. h.c., Oberstarzt a.D. im mex. Generalstab: Vom Weihrauch zur Osmotherapie. Geschichte und Beiträge zu einer Riechstoff-Heilkunde. 128 S. Berlin 1934.

Dr. Walther Kröner, Die Metabiologie Gustav Jägers. Ketzermedizin gestern – Neuralmedizin heute. 166 S. Ulm 1955.

VOLLWERTKOST

Waerland-Bund. Die Satzungen und eine Liste der Auskunftsstellen erhalten Sie durch die Geschäftsstelle 68 Mannheim 1, Postfach 2530.

Lesen Sie: Are Waerland, Handbuch der Gesundheit und Ebba Waerland, Die Waerland-Therapie und ihre Erfolge. Beide Bände der »Praxis des Waerlandsystems« im Humata Verlag Harold S. Blume, Frankfurt/Main 1. Dr. med Wolfgang Lut, Leben ohne Brot. Selecta-Verlag, Planegg.

AKUPRESSUR

Über »Reflexzonenarbeit am Fuß« unterrichtet Sie das Buch von Hanne Marquardt, 7744 Königsfeld/Burgberg. Karl F. Haug Verlag, 6900 Heidelberg.

KAMPF DER ALLERGIE

Weitere Informationen über die »Heilwerte aus dem Bienenvolk« erhalten Sie in dem gleichnamigen Buch von Pfarrer Edmund Herold im Ehrenwirth Verlag, 8 München, und von der Bio-Naturkraft GmbH., 8011 Neufahrn, von der Sie auch biologische Präparate beziehen können.

DAS ANTI-SCHNUPFEN-PROGRAMM

Spezialbäder bei Wala-Heilmittel-Labor Dr. R. Hauschka, 7325 Eckwälden/Bad Boll

Hormonapin-Bäder mit Bienenbrutauszügen. Bienenzell, 3015 Wennigsen (Deister)

Kreislaufgeräte zum Kauf oder zur Miete bei Fritz Schiele, 2 Hamburg 67, Saseler Weg 14.

Lesen Sie von Maria Schlenz, Die Schlenz-Kur. Neu von ihrem Sohn bearbeitet: Dr. med. J. Schlenz. Verlag Gerhard Kaffke, 6 Bergen-Enkheim

Prof. Dr. med. Lampert, Heilung durch Überwärmung. Eine Anleitung. Bruno Wilkens Verlag, 3 Hannover.

KNEIPPSCHE WASSERANWENDUNGEN

Kneippheilbäder:
8937 Wörishofen. Hier heilte Kneipp
6748 Bergzabern an der deutschen Weinstraße
5920 Berleburg im Waldland Wittgenstein
8582 Berneck bei Bayreuth
4505 Iburg am Teutoburger Wald
3500 Kassel-Wilhelmshöhe
5928 Laasphe im Rothaargebirge
3422 Lauterberg im Harz
2427 Malente-Gremsmühlen in der Holsteinischen Schweiz
5439 Marienberg im Westerwald
5358 Münstereifel
7770 Überlingen am Bodensee
Über Kneippkurorte erfahren Sie Näheres in Ihrem Reisebüro.

REGISTER

C

D

E

F